国医养生堂

一学就会

刮痧、拔罐祛百病

杜琳◎编著

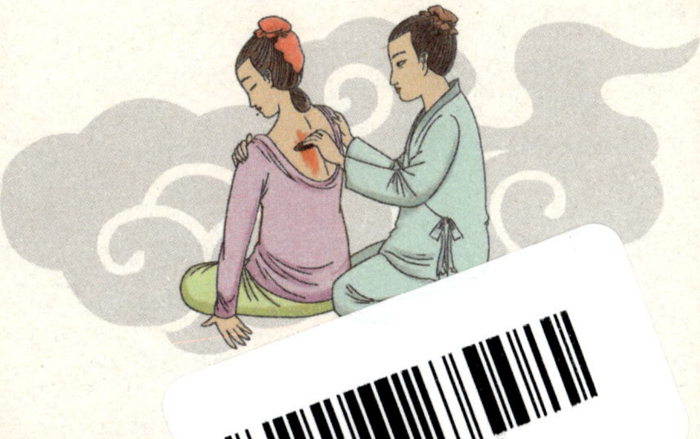

山西出版传媒集团
山西科学技术出版社

目录
contents

特别提示：在使用书中介绍的方法之前，必须到医院进行诊断，并在医生指导下使用。

一用就灵的国医健康疗法——刮痧、拔罐

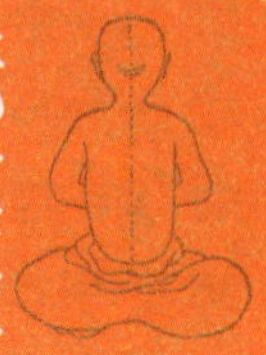

简单易学的刮痧疗法

刮痧是中医学宝库中的非药物治疗方法，属于中医外治法的一种，也是自然疗法的重要组成部分。刮痧疗法有着十分悠久的历史。由于它的影响面大，简便易学而效果灵验，多为民间百姓所掌握，一般人用它给自己或他人治疗疾病可以分文不花。所以刮痧疗法当之无愧地成为中医自疗中最受欢迎的方法。

● 刮痧疗法的昨日今天

刮痧疗法，就是利用表面光滑的硬物作为刮痧器具，配以刮痧介质，包括食用油、凡士林、白酒或清水等，在人体表面特定部位进行反复刮拭，这些部位往往就是经络的循行部位、一些特定的穴位以及疾病反应点和压痛点等，直到刮出“痧疹”，从而达到防治疾病目的的一种民间疗法。

*刮痧是旧石器时代的自救法

在远古时代，人类经常会受到各种疾病的侵袭，还会被毒蛇猛兽所伤。为了生存与健康，我们的祖先不得不寻求自我救护的方法。旧石器时代，人类在日常生活和劳动实践中，发现用手或石片刮身体表面的某些部位可以使疾病得到减轻或消失，

久而久之，人们总结出了一些治疗某些疾病的特定部位，并出现了为医疗专用的石刺工具——砭石。“砭，以石刺病也”。砭石的应用早在70万年前的石器时代就出现了，在河北藁城台西村商代遗址第14号墓葬中发现的一种石镰，就是当时的医疗工具砭石的一种。

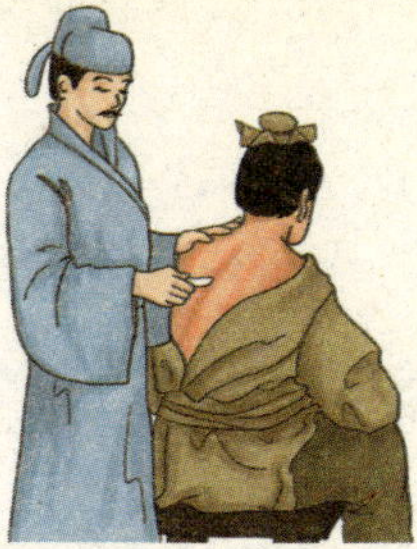

*刮痧的历史传承

刮痧治病的病历记录最早见于《扁鹊传》中。在唐朝的时候人们用萱麻来刮治疾病。明代时医书《医学正传》中记载：“治痧证，或先用热水搭臂膊而以萱麻刮之。”意思是治疗痧证，蘸热水搭在胳膊上，用萱麻团刮，中医称这种方法为“戛掠”，戛就是刮的意思。到了清代，不仅刮痧操作方法更详尽，而且还有刮痧的运用及各种痧证的辨证。郭志邃《痧胀玉衡》对痧证的病因、病机、证候分类、症状表现及治法用方，对刮痧、放痧、淬痧等的具体方法和适应证，皆有详细记载。在具体操作上提出：“刮痧法，背脊颈骨上下，又胸前胁肋面背肩，臂痧，用铜钱蘸香油刮之或用刮舌抿子脚蘸香油刮之；头额、腿上痧用棉纱线或麻线蘸香油刮之。”

*刮痧疗法新篇章

新中国成立以后，中医学者对刮痧疗法做了继承及整理工作，出版了“刮痧小册子”。现代刮痧疗法在工具的选择上更为合理，以水牛角为材料的刮痧板避免了金属类器械所造成的疼痛、易伤皮肤、产生静电等不良反应，也避免了瓷器类、生物类器械易碎、不易携带等不足，还避免了现代化学品如塑料对人体皮肤造成的危害，同时体现了刮痧自然的特点。在刮痧手法上结合按摩、点穴、杵针等手法，使刮痧成为不直接用手的按摩、点穴疗法，不用针刺入身体的类杵针样的针灸疗法，不用拔罐器的拔罐疗法。

*如今，刮痧疗法更受青睐

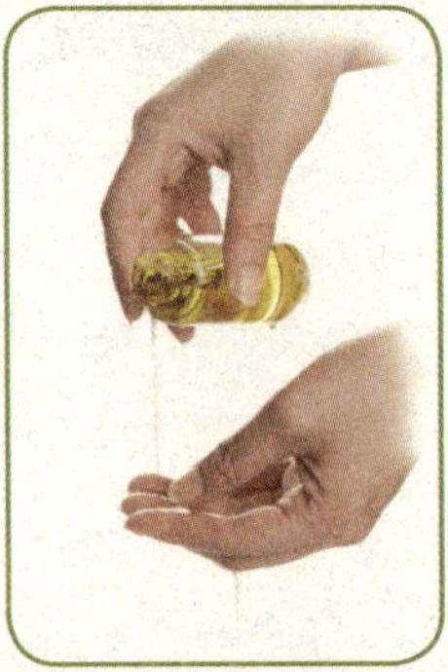

由于历史上的各种原因，刮痧这种实用技术常常被看作是医道小技，难登大雅之堂。但是近几年来，维护人的自然生态、无毒副作用、易于被人们接受和有效的绿色疗法成为医学发展的主流。所以刮痧疗法被推为首选，受到大众的青睐，成为一种开展自我保健、家庭医疗的济世良法。并且逐步发展成为一门独特的临床保健治疗学科。

选择适合你的 刮痧器具和介质

●刮痧器具随手可得

从古至今，劳动人民创造了多种多样的用来刮痧的器具。春秋战国时期，人们选用表面光滑无棱角的石块作为刮痧器具。在汉代，人们选用陶器或瓷碗、瓷杯及瓷调羹等作为刮痧

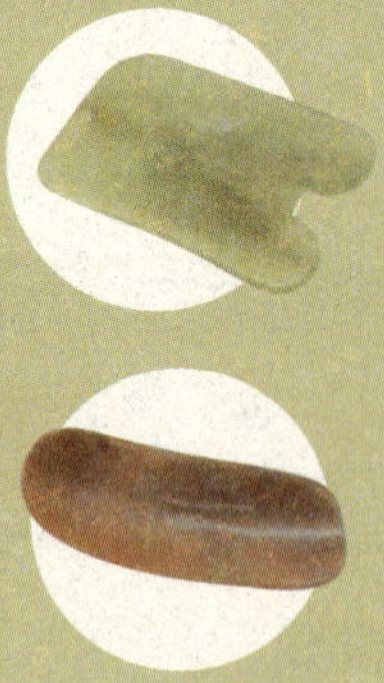

刮痧板

器具。在唐代，人们选用已成熟的苎麻，剥皮晒干，用根部较粗的纤维捏成一团，作为刮痧用具。此外，我们生活中的一些日用品也可以用来作为刮痧器具。例如汤勺、硬币、棉纱、小酒杯等。

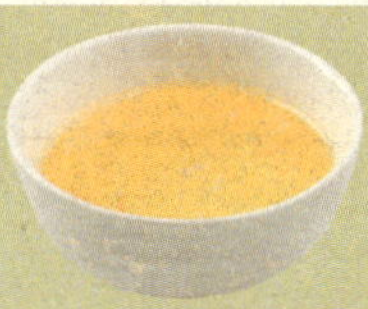

植物油

现在常用的刮痧器具是以天然水牛角为材料，加工成长方形工具，边缘光滑，四角钝圆。刮板的两长边，一边稍厚，一边稍薄。治疗疾病多用薄面刮拭皮肤，保健多用厚面刮拭皮肤。关节附近的穴位和需要点按的穴位多用棱角刮拭。水牛角是中药，具有行气活血，清热凉血解毒的功效。

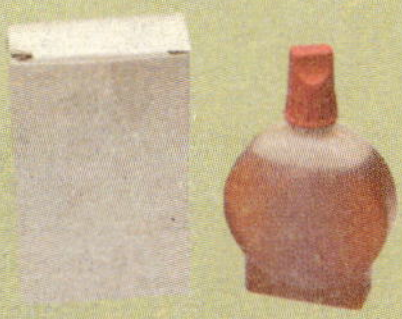

刮痧油

刮痧介质对症取用

在刮痧治疗时，为了减少刮痧阻力，增强刮痧疗效，操作之前必须给刮痧部位涂上一层刮痧介质，常见的刮痧介质有：

〔水〕一般治疗热证时用凉开水，治疗寒证时用温开水。

〔植物油〕具有除湿的作用。

〔刮痧油〕具有除湿、行气开窍等作用。

〔刮痧活血剂〕具有活血化瘀、促进血液循环、扩张毛细血管、促使出痧等作用。

专/家/提/醒

为了防止刮痧板裂口、弯曲、污染等。刮痧板应置于阴凉湿润处，必要时在刮痧板上涂一层食用油，用纸袋或塑料袋密封保存。

●刮痧疗法面面观

*刮痧治疗时常采用的体位

● **俯伏坐位** 适宜于头颈项部、肩背部及上肢部、下肢部及后侧部的刮痧治疗。

● **仰卧位** 适宜于头面部、胸腹部、下肢内侧，前侧部的刮痧治疗。

● **站立位** 适宜于背部、腰部、下肢后侧部的刮痧治疗。

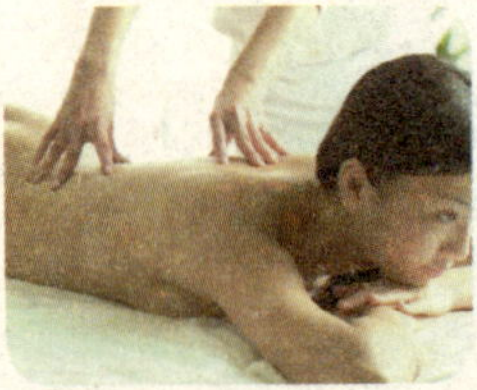
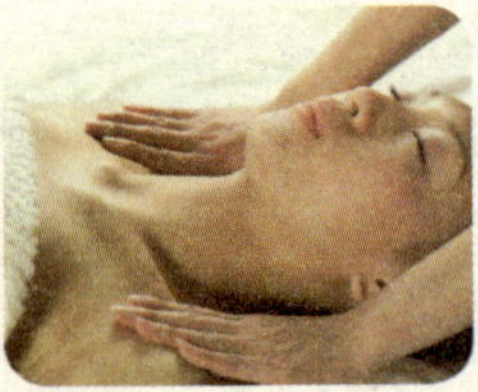
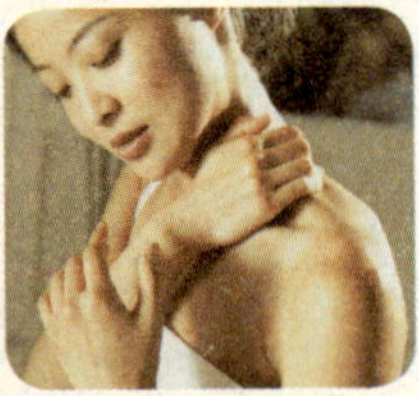

*刮痧治疗的操作要点

❶ 选择适当的体位，暴露刮痧部位的皮肤，用 75% 酒精棉球对刮痧局部、刮痧器具及施刮者的手指进行消毒。

❷ 给刮痧部位的皮肤上涂上一层刮痧介质。操作手法由轻到重，以病人能耐受为度，用力宜均匀适中。

❸ 刮拭的顺序一般为头部、颈部、背部、胸部、腹部、上肢、下肢。刮四肢部时，呈离心方向刮；刮腰部及腹部时由上而下刮；刮肩背部及胸部时宜由内向外刮。

*刮痧常用的4种方法

首先介绍一下如何拿刮痧板，刮痧板要用手掌握着，治疗时刮痧板厚的一面对着手掌心，保健时，刮痧板薄的一面对着手掌心。

● **刮痧法** 刮痧法是最常用的刮痧方法。刮痧板的方向要有一定程度的倾斜，倾斜方向是朝向刮拭的方向，倾斜的角度一般为45度至90度。在刮身体较平坦的部位且面积较大时，刮痧板的1/2边长接触到皮肤，这种刮拭方法叫作面刮法，是刮痧法中最常用的。在刮拭肩部和胸部时，利用刮痧板的角部进行刮拭，这叫作角刮法。在刮拭一些软组织或者骨骼、关节的凹陷时，用刮痧板的角垂直向下按压，用力要重，按压片刻后，稍停顿片刻，再下压，多次重复，这叫作点按法。使用刮痧板的角与皮肤成20度夹角按压在穴位上，做柔和的转动，类似于按摩中的揉法，这叫作按揉法。使刮痧板与皮肤垂直，并用一定的压力进行短距离前后左右的刮拭，这叫作厉刮法，常用于疾病实证的治疗。

● **撮痧法** 还有一些方法是不需要用到刮痧板的，在民间运用非常广泛。撮痧法就是其中一种，撮痧法就是用拇指和食指在选定部位挤、挟、扯、抓，使皮肤出现紫红色的痧痕，适用于印堂穴、太阳穴、胸腹部、颈部等部位。

● **挑痧法** 指用针刺挑病人体表皮肤，同时用双手挤出紫暗色的瘀血，反复五六次，皮肤会出现紫红色的痧痕。适用于头颈项部、胸腹部、腰背部、腰背部两侧俞穴和委中穴。挑痧的针可以选用专业的三棱针，也可以用缝衣针，做好消毒就可以，可选择用75%的酒精消毒，也可以用火烤一下后使用。

● **放痧法** 刮痧法施治以后会在皮肤表面出现痧痕，此时，用消过毒的三棱针和普通缝衣服的针刺入皮肤，并放出少量的瘀血。放痧法常用于腘窝、太阳穴等处的浅表静脉处。

*刮痧时间有讲究

刮痧的时间根据疾病的情况和病人的实际情况不同而有差异。一般而言，每个部位刮20次左右，以病人能耐受或出痧为度，每次刮痧治疗控制在10～15分钟左右。采用重刮泻法或平补平泻法时，刮拭时间可适当缩短为 10 分钟左右；采用轻刮的补法时可适当延长为 15 ~ 20 分钟。初次接受刮痧治疗时，刮痧时间不宜过长，手法不宜过重。对于保健刮痧没有严格的时间限制，以自我感觉为主。一般是 5 ~ 7 次治疗为一个疗程。疗程之间间隔 3 ~ 6 天，以上一次皮肤的瘀痕退去为准。

*刮痧时要遵守的补泻原则

刮痧治病时应遵守“虚者补之，实者泻之”的基本原则。刮痧疗法虽然不像吃中药一样，有的药物具有补的作用，有的药物具有泻的作用，但在刮痧时手法的运用同样可以做到“补”、“泻”。刮痧的补泻主要体现在力量的轻重、速度的快慢及刮痧时间的长短，具体如下：

1. 刮痧力量的轻重与补泻：一般来讲，作用时间较长的轻刮能促进机体功能的兴奋，为补；作用时间较短的重刮能抑制组织脏器的生理功能，为泻。也就是说“轻刮为补，重刮为泻”。

2. 刮痧速度的快慢与补泻：刮痧速度较慢者为补法，刮痧速度较快者为泻法。

3. 刮痧作用时间与补泻：一般来说，刮痧治疗时间短，部位浅，对皮肤、肌肉、细胞有兴奋作用，为补；刮痧作用时间长，部位较深，对皮肤肌肉组织有抑制作用，为泻。

*刮痧后的注意事项

刮痧后可用干净的毛巾擦掉刮痧介质，也可做适当的按摩。结束后最好让病人喝一杯淡糖盐水，并且休息片刻。

●痧象与痧痕能说明什么

在刮痧治疗后，皮肤会出“痧”。“痧”就是在刮拭部位皮肤出现潮红、紫红瘀斑，或者是紫红色的瘀点，我们把这些瘀斑或瘀点称为“痧象”或者“痧痕”。可以通过痧的部位、颜色不同，对疾病做出诊断。

✻痧色暗示病证

一般而言，完全正常的人刮拭之后不出现“痧”。另一方面来说，痧象越多，说明病情越重。痧色鲜红，呈点状，说明病变在表，生病时间短，病情比较轻，一般预后较好；痧色暗红，呈斑片状或瘀块，说明病变已经入里，生病时间较长，病情较重，预后不好；痧象鲜明，多为热证；痧色紫黑，多为寒证。出痧多的患者，一般为实热证、血淤证、痰湿证；出痧少的患者一般为虚证，属于气血亏虚。

✻痧象反映病位

另外，痧象还可以直观地反映病位，刮痧治疗时一般在病源之处可见痧，病位面积小，痧象少；病位面大，痧象多。经脉与脏腑有着密切的联系，通过出痧的部位也可以反映疾病的部位，位于膀胱经上的心俞穴和心经循行路线上出现了痧痕，说明病变的部位在心脏。

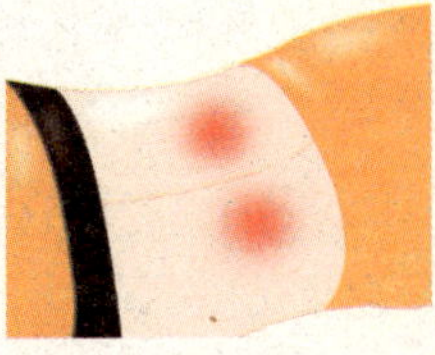

通过观察痧象还可以判断疗效和病势。在刮痧治疗过程中，痧象颜色由暗变红，由斑块变成散点，由多变少，说明病情在好转，治疗有效。属于虚证者，刮痧后出痧由少变多，说明疾病在好转；出痧多，但是病情不见好转，说明治疗效果不佳。

刮痧疗法适应证和禁忌证

适应证

刮痧疗法可广泛用于内、外、妇、儿等各科疾病的治疗，也可用于美容和保健等方面，其防治范围与针灸疗法和推拿疗法类同。

家庭常见疾病

感冒、发热、咳嗽、肺炎、中暑、慢性支气管炎、哮喘、头痛、眩晕、晕厥、晕动症、高血压、贫血、低血压、糖尿病、甲亢、脑中风所致偏瘫、面瘫、面肌痉挛、三叉神经痛、脑力减退（健忘症）、心悸、失眠、神经衰弱、冠心病所致心绞痛、风湿性心脏病（风心病）、慢性肺源性心脏病（肺心病）、心肌炎；慢性肝炎、胆囊炎、黄疸、胆石症；急慢性胃肠炎、呕吐、泄泻、呃逆、菌痢、胃痛、胃下垂、腹痛、习惯性便秘、结肠炎；腰痛、慢性肾炎、肾病综合征、肾结石、慢性肾盂肾炎、遗精、阳痿、早泄、癃闭、膀胱炎、尿道炎、泌尿系结石、前列腺疾病、癔症、癫痫等。

筋骨肌肉常见疾病

落枕、颈椎病、肩周病、网球肘、肘关节扭伤、损伤麻木、末梢神经炎、肩背冷痛、肋间神经痛、肋软骨炎、胸胁屏气、腰椎间盘突出症、腰椎增生、坐骨神经痛、梨状肌综合征、类风湿性关节炎、膝关节痛、腓肠肌痉挛、腱鞘炎、腱鞘囊肿、腕管综合征、腕关节扭伤、颞颌关节功能紊乱综合征、外伤后遗症、软组织损伤、踝关节扭伤、足跟痛等。

五官常见疾病

牙痛、鼻出血、近视、慢性鼻炎、白内障、青光眼、睑腺炎、咽喉肿痛、过敏性鼻炎、耳聋、耳鸣等。

女性常见疾病

月经不调、痛经、闭经、带下病、产后缺乳、子宫及附件炎、慢性盆腔炎、不孕症、子宫脱垂、更年期综合征。

小儿常见疾病

小儿惊风、小儿发热、百日咳、小儿疳积、小儿腹泻、小儿麻痹、小儿遗尿、小儿肌性斜颈、小儿痄腮。

日常美容保健

单纯性肥胖、青年痤疮、黄褐斑、妊娠斑、雀斑、老年斑、面部皱纹增多、脱发、秃顶、斑秃等。

禁忌证

刮痧疗法尽管在临床上应用广泛，但也有其局限性。以下禁忌证在刮痧治疗时应引起重视：

❶ 久病、年老、极度虚弱的人慎刮。

❷ 有危重症的病人忌刮，如急性传染病、重症心脏病、脑中风发作等病人。

❸ 眼睛、耳孔、鼻孔、舌、口唇、前后二阴、肚脐处禁刮。

❹ 有出血倾向的疾病，如血友病、白血病、血小板减少性紫癜等禁忌刮痧。

❺ 皮肤高度过敏，有传染性皮肤病，如疔疮疖肿、皮肤感染等，外伤疤痕及皮肤不明原因的包块等，不宜直接在病灶处刮痧治疗。皮肤溃烂、破损及红肿、感染处应禁忌刮痧治疗。

❻ 孕妇的腹部和腰骶部，及女性的乳头忌刮痧治疗。

❼ 小儿囟门未合时，头颈部禁刮。

轻松有效的拔罐疗法

●拔罐疗法的原理和作用

拔罐时真空负压有一种较强的吸拔力，这种负压作用于经络穴位上，能够开泻腠理，使病邪或者一些病理产物从皮毛吸出体外，使经络气血得以疏通，恢复“阴平阳秘”的状态，促进脏腑经络功能恢复到正常状态。

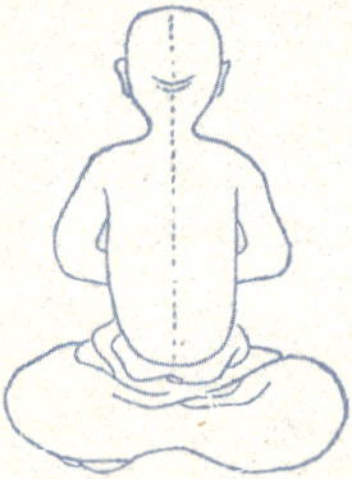

长期的临床实践证实，拔罐疗法具有扶正祛邪、平衡阴阳、疏通经络、温经散寒、泻热解毒、行气活血、舒筋活脉、消肿止痛、拔毒排脓、强壮身体等作用。

●选择适合你的拔罐工具

*拔罐器的种类及特点

●**牛角罐** 牛角罐是取牛角中的角质，将中间制成空筒，横断面是罐口，并将罐口打磨光滑。这种罐具吸附力强，但由于不透明，不能观察，所以不宜做刺络拔罐用。

●**陶罐** 陶罐光滑圆整，肚大，口和底较小，此罐吸力强，消毒方便，同样不能用作刺络拔罐，且容易打碎。

●**竹罐** 罐口底平，四周光滑，中间略粗，两端略细。使用前先用温水浸泡几分钟，可使竹罐质地紧密，不漏气，竹罐还可以用中药煎煮后制成药罐，效果更佳。竹罐的缺点是长时间不用会干燥，容易裂口漏气，并且不透明。

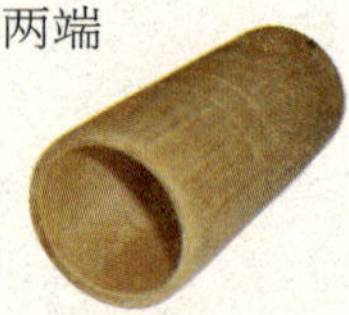

● **玻璃罐** 玻璃罐一般分为大、中、小三个型号，其外形如球状，口小肚大，优点是罐口光滑，适合走罐，质地透明，可以观察拔罐过程中皮肤的情况。缺点是易碎。

● **铜罐和铁罐** 此类罐由铜和铁等金属原料加工制成。优点是不易碎，吸附力强，传热效果好。缺点是传热太快，容易烫伤皮肤。

● **抽气罐** 抽气罐是用透明塑料制成的。上面加置活塞，它可以将管内的空气抽出，使罐内产生负压。其优点是使用方便，不用点火，不怕烫伤，使用安全。缺点是无温热感，不能走罐。

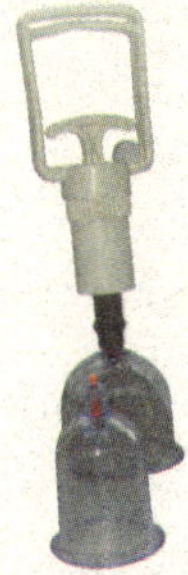

● **电罐** 电罐是随着科学技术的发展而出现的一种集温热、磁疗、电针等综合治理方法为一体的新型罐具。其优点是使用安全，不易烫伤，可以控温和控制负压。缺点是成本高，携带不便，并且不能施其他的拔罐手法。

● **橡胶罐** 此罐是以橡胶为原料制成的罐具，有不同的形态和规格。其优点是不易破碎，携带方便，操作简单，但是负压不够强，无温热感，不能施其他拔罐疗法，不能高温消毒是它的缺点。

*拔罐操作的其他辅助材料

● **燃料** 采用95%的酒精作为点火用的材料。可以使用酒精灯或用小口瓶装酒精，以便点火时蘸酒精方便。

● **点火工具** 可以用止血钳或镊子夹住棉球作为点火工具，点火蘸酒精时要注意酒精的量，以不滴为度，过多酒精容易滴在病人的身上而导致烫伤。

● **火源** 用打火机、酒精灯、蜡烛、火柴作为火源。

● **介质** 在行走罐法的时候，需要用介质润滑皮肤，常用的介质有液状石蜡、按摩乳、甘油、松节油、凡士林、植物油等。

● **药物** 行药罐法的时候，需要把竹罐放在药液里煎煮，其中药物以活血化瘀、行气止痛、温经散寒的药物为主，如桃仁、红花、延胡索、香附、黄连、生姜等。

● **其他工具** 行刺络拔罐法的时候需要梅花针、皮肤针或者三棱针。如果没有这些专业的用具，用家里日常用的缝衣服的针也是可以的，但是要做好消毒工作。

●火罐的吸附方法

火罐是指用火燃烧掉罐内的气体，使罐内形成负压，将罐吸附在皮肤上。拔罐要熟练掌握其操作方法，选择适当的罐具，做到吸拔有力，还要防止吸力过大。下面简单介绍最常用的火罐的吸附方法。

● **闪火法** 以止血钳或镊子夹住酒精棉球，或用一头缠上小团纱布或脱脂棉在 95% 酒精中将棉团浸湿，于酒精灯上点燃后，伸进罐内，在底部或中部迅速绕 2 ~ 3 圈后退出，再迅速将罐扣在选择好的部位上，这样就可以吸住。本法操作的原则是动作要快，罐口离要拔罐的部位不要太远，火焰在罐内不要停留太久。此吸附法是临床上最常用的一种方法。

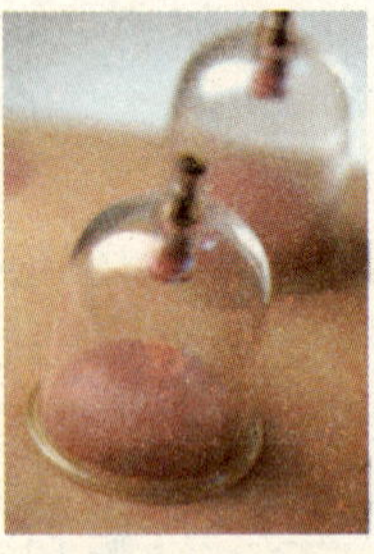

● **投火法** 将燃烧的纸条或酒精棉球点燃后，迅即投入罐内，迅速将罐拔在要拔罐的部位上。此法适用于拔身体侧面的部位，以免纸片和酒精棉球掉在皮肤上，灼伤皮肤。此法系传统拔罐法之一。

架火法 用一种不易燃烧及传热的块状物，如橡皮盖、姜片等隔热好的东西为中介，直径要小于罐口，再用酒精棉球置于摆好的中介物上，点燃棉球后，迅速扣罐在其上。

贴棉法 将脱脂棉撕成薄薄一片，略略浸入95%的酒精，酒精不宜过多，贴于罐内上中段，点燃后立即将罐扣在要拔罐的部位。此法吸力强，操作也简便。

滴酒法 拔罐前，预先将95%的酒精滴少许于罐内底部，注意酒精不可以滴太多，也不要滴到罐口，并加以滚动，使酒精均匀沾湿罐壁，用火柴点燃酒精后迅速拔在要拔罐的部位上。

常用的拔罐方法

*留罐法

留罐法是拔罐中最常用的一种方法，又称坐罐法，指将罐吸拔在皮肤上留置一段时间的拔罐法。留罐时间为5～20分钟不等，视病人和疾病的情况以及季节的不同而定。一般夏季及皮肤薄处留罐时间不宜过长。留罐法又有两种形式：

一是单罐法，即单罐独用，适用于病变范围小的情况。

二是多罐法，即多罐并用，又被称为排罐法。罐具一般循肌束、神经或经脉走行位置。若身体强壮罐具排列可以紧密些，若身体虚弱，罐具排列应稀疏些。适用于病变范围较广泛者。

*闪罐法

闪罐法是一手执罐，一手用镊子夹住酒精棉球或系有棉团的铁丝，点燃后立即抽出，迅速将罐拔在病人患处，随后立即取下，反复操作十数次乃至数十次，直至皮肤潮红出现瘀斑为止。此法适应于肌肉比较松弛处。

*走罐法

称推罐法或拉罐法。选择罐口较大、罐口壁较厚且光滑无破损的罐具，然后在要拔罐的部位，薄薄涂一层润滑剂，如液状石蜡、凡士林或者其他植物油。采用闪火法或投火法将罐吸拔在皮肤上以后，手握罐底，稍倾斜罐体慢慢来回推移。方向是前、后、左、右，还可以做旋转。反复数次，直至皮肤潮红出现瘀斑。适用于身体面积大而平坦，肌肉丰厚结实的部位，如背、腰部。

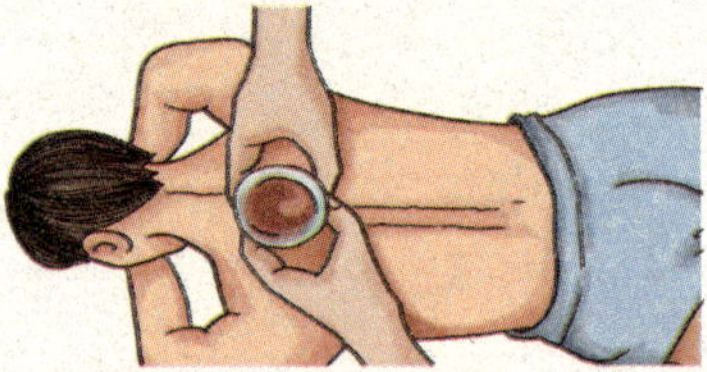

*刺络拔罐法

此法又被称为血罐法。先用三棱针、梅花针或者缝衣针，根据病变部位的大小、疾病情况，迅速点刺数下或十数下，轻者皮肤出现红晕即可，中度以微出血为度，重者以点状出血为度，然后迅即拔罐并留罐，留罐 15 ～ 20 分钟。

*针罐法

针罐法是针刺与拔罐相结合的一种综合拔罐法。针刺穴位后，将针留在穴位上，再以针刺处为中心拔罐，使针体罩于罐内。一般以玻璃罐为宜。留罐 10 ～ 20 分钟，最后起罐取针。还有一种方法是针刺后取掉针，再对针刺部位拔罐。

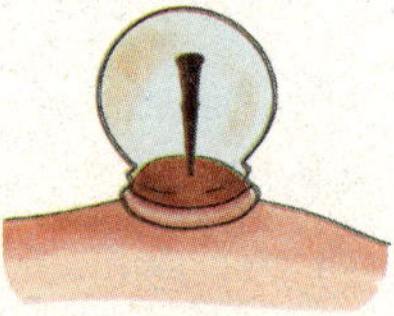

*药罐法

药罐法是拔罐与药物疗法结合在一起使用的一种治疗方法。药罐法选择竹罐为罐具。竹罐在拔罐之前经药液蒸煮，利用高热排除罐内的空气，造成负压，使罐吸附于皮肤上。此法既有温热刺激和机械刺激，还可以发挥中药的作用以提高拔罐的疗效。药物的选择可以根据病人的病情进行选择。

*温罐法

温罐法是在留罐的同时，在治疗的部位加上红外线仪进行照射，或用艾条温灸患者罐体周围的皮肤，可以提高疗效。此法多用于寒凉潮湿的季节，或有虚寒、寒湿的病症。

●不同罐象的临床意义

罐象可以在一定程度上反映疾病的部位、病情的严重性以及疾病的预后转归。

正常人做保健拔罐时，一般没有罐象，或者罐象不明显，并且罐印会很快消失。

罐象紫黑而暗或者发紫且有斑块，说明有瘀血或者是寒证，如淤血性痛经或心脏供血不足；受了风寒也会是这样的罐象。

罐象如果是散布性的紫点，深浅不一，一般提示为气滞血瘀之证。

罐象颜色为淡紫，一般提示是虚证，如果伴有斑块，提示虚证伴有血瘀。在肾俞穴处呈现这种罐象提示肾虚。

罐印颜色鲜红，一般为热证，提示体内脏腑有积热。

罐象如果在大面积走罐后集中在某穴及其附近，则提示此穴所相关的脏腑异常或存在病情。

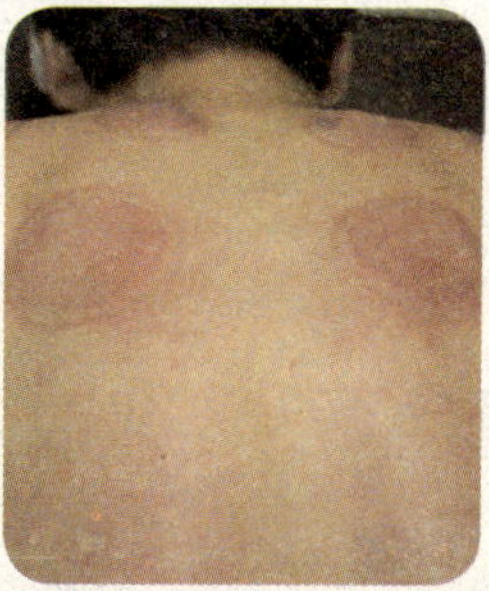

拔罐疗法适应证和禁忌证

适应证

拔罐疗法使用范围十分广泛，临床内、外、妇、儿等各科疾病均可使用。

家庭常见疾病

感冒、慢性支气管炎、哮喘、头痛、三叉神经痛、面神经麻痹、急慢性胃肠炎、消化不良、泄泻、腹痛、习惯性便秘等。

骨、关节常见疾病

落枕、颈椎病、肩周病、肩背冷痛、肋间神经痛、肋软骨炎、胸胁屏气、类风湿性关节炎、膝关节痛等。

五官常见疾病

结膜炎、鼻炎、牙痛、咽喉肿痛、过敏性鼻炎、耳聋、耳鸣等。

女性常见疾病

月经不调、痛经、闭经、带下病、产后缺乳、子宫及附件炎、慢性盆腔炎、不孕症、子宫脱垂、更年期综合征。

小儿常见疾病

百日咳、哮喘、消化不良、遗尿、小儿疳积等。

皮肤常见疾病

带状疱疹、皮肤瘙痒、荨麻疹、痤疮等。

禁忌证

拔罐疗法简单易学，但也不是任何情况下都适用。

❶ 皮肤局部破溃或高度过敏，以及患皮肤传染病的患者不宜拔罐。抽搐、痉挛、醉酒等不宜拔罐。

❷ 形体消瘦，皮肤失去了弹性而松弛者，及毛发多的部位不宜拔罐。急性软组织损伤，局部忌用拔罐疗法。

❸ 有重度水肿，病情严重，心衰、呼衰、肾衰者不宜拔罐。

❹ 妊娠期妇女的下腹部、腰骶部及合谷、三阴交等穴不宜拔罐。

❺ 有出血倾向疾病，如血友病、血小板减少、紫癜、白血病等患者，不宜使用拔罐法。

❻ 体表大血管处或有静脉曲张、癌肿、外伤者不宜拔罐。

拔罐注意事项

1. 施术前，患者取舒适的体位，充分暴露局部体位。

2. 选择合适罐具，操作时，不能烫伤皮肤，棉球蘸酒精不可太多，一旦滴落到皮肤上则发生烫伤。若出现烫伤，小水泡可自行吸收，若水泡较大或皮肤有破损，应用消毒针挑破水泡，涂上甲紫。

3. 在拔罐过程中，动作要稳、快、轻、准，掌握好火候，罐具适中，使罐拔得紧而又不过，当罐数目较多时，注意罐具间的距离不宜太近，以免罐具牵拉皮肤产生疼痛。

4. 留罐期间，应注意观察患者的反应及罐内的变化情况。若出现头晕目眩、面色苍白、恶心呕吐、肢凉、周身冷汗、脉细弱，应立即取罐让病人平卧，保暖，饮温开水或糖水。

5. 取罐时应一手握罐体，使其倾斜，另一手食指按压罐口边上的皮肤，使空气进入罐内，罐体即可脱落，切忌生拉硬拽。

刮一刮，拔一拔——快速扫除常见病

感冒

感冒俗称“伤风”，全年均可发病，尤以春季多见。临床表现以鼻塞、咳嗽、头痛、恶寒发热、全身不适为其特征。由于感邪的不同、体质强弱不一，感冒可分为风寒、风热两大类，并有夹湿、夹暑的兼证，以及体虚感冒等。如果病情较重，在一个时期内广泛流行，称为“流行性感冒”。

刮痧治疗

〔**特效穴位**〕大杼、风门、肺俞、大椎、中府、尺泽、合谷、少商、风池、足三里、膀胱经、督脉、肺经。

〔**操作顺序**〕1. 刮背部胱经发际下至第 7 胸椎，重点刮大杼、风门、肺俞穴，刮 15 ～ 20 次。2. 刮风池穴，10 ～ 15 次。3. 刮督脉发际下至第 7 胸椎，大椎穴可以重刮，还可放痧，10 ～ 15 次。4. 刮肺经，10 ～ 15 次，重点刮少商穴，在少商穴放痧。5. 最后刮合谷穴和足三里穴。

拔罐治疗

〔**特效穴位**〕大椎、风门、肺俞、肩井、身柱、大杼、督脉、膀胱经。

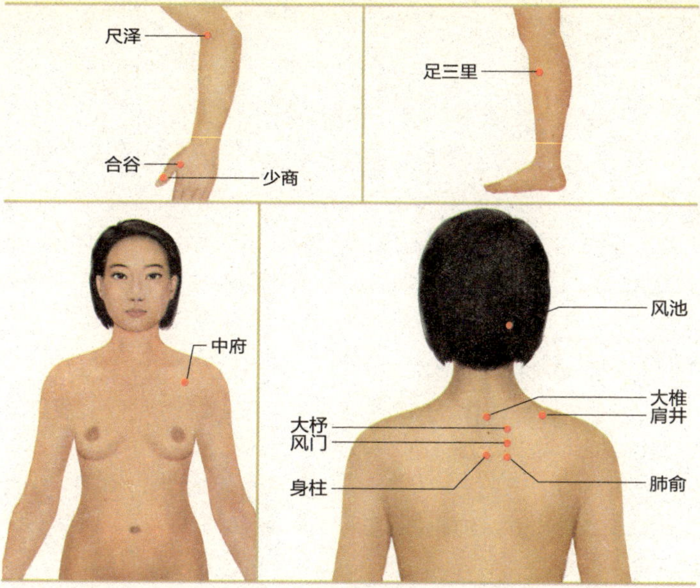

〔操作顺序〕 1. 沿督脉后发际下至腰骶尾部，背部正中后发际下至两侧肩外，以及膀胱经第 1 胸椎至骶尾部行走罐治疗，每天 1 次。2. 对以上经脉循行线也可以采用闪罐法。3. 取大椎穴、风门穴、肺俞穴和肩井穴留罐，留置时间为 10 ～ 15 分钟，每日 1 次。4. 刺络拔罐。取大椎穴、风门穴、肺俞穴和身柱穴，皮肤消毒后，用三棱针点刺出血，然后在穴位上拔罐，留罐 10 分钟，取罐后清洁皮肤，消毒针眼。

注意事项

1. 刮痧或拔罐后，饮热水，以协助发汗退烧，饮食要清淡。
2. 勿暴露出痧部位或拔罐部位，御寒为主。

头痛

严格地讲头痛不是病，而是一种临床常见的症状。可单独出现，也可出现于多种急慢性疾病之中，如高血压病、脑血管意外、脑肿瘤、血管神经性头痛等。头痛的病因可分为外感和内伤两大类。外感头痛多因感受风、寒、湿、热等外邪，而以风邪为主；内伤头痛与肝、脾、肾三脏有关。

刮痧治疗

〔特效穴位〕太阳、曲鬓、风池、头维、百会、曲池、合谷、阳陵泉、足三里、血海、阿是穴。

〔操作顺序〕1. 先从太阳穴刮起，向后刮至风池穴。2. 从头维穴，沿颔厌、悬颅、悬厘穴刮至曲鬓穴。3. 刮头顶部百会穴。4. 刮曲池、合谷穴。5. 刮阳陵泉、足三里，最后刮血海穴。6. 如果效果不好的话还可以选用阿是穴，也就是哪疼刮哪儿。

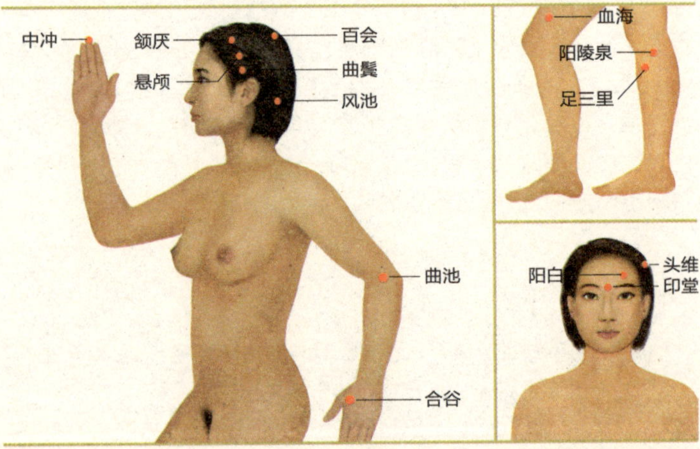

拔罐治疗

〔特效穴位〕太阳、阳白、中冲、印堂、膀胱经、督脉。

〔操作顺序〕1. 头痛剧烈的患者，可选太阳、阳白、中冲等穴，如果高血压性头痛可选太阳（两侧）、印堂。具体方法为：用小号三棱针，点刺出血少许，留罐 10 分钟，每日 1 次。2. 在患者背部膀胱经的大杼穴至膀胱俞以及督脉的大椎至命门行走罐治疗，至皮肤出现红色瘀点为止。

注意事项

1. 头痛者要注意调节自己的情绪变化，工作要做到劳逸结合，特别是脑力工作者。2. 突然发作剧烈头部疼痛，并伴有其他症状时须及时到医院就诊。

中暑

中暑在中医上也称“发痧”，夏季暑气当令，气候炎热，人若长时间在烈日下或高温中劳作，劳则伤气，暑热之邪乘机侵入而发病。依临床表现可分为轻证和重证两类。轻证临床表现为头痛、头晕、口渴、多汗、四肢无力发酸、注意力不集中、动作不协调等症状；重证则表现为先头痛、烦渴、呼吸喘息，继而会突然昏倒，不省人事，出汗。

刮痧治疗

〔特效穴位〕太阳、风池、百会、印堂等穴。

〔操作顺序〕1. 先由头部（从太阳穴至风池穴；以百会穴为中心呈放射状方式向全头刮拭）；颈部（颈部正中线，颈两侧至肩）、背部（背部正中线，背部两侧）、胸部（胸部正中线，胸肋间隙）、上肢（肩、臂、肘窝）、下肢（腘窝处等）均由上往下刮，胸部由内往外刮，顺着肌肉纹理方向。每个部位刮3～5分钟，以出痧为度。2. 将食指，中指屈曲，蘸温水用两指中节提捏印堂穴及颈部，至皮肤紫红。

拔罐治疗

〔特效穴位〕十宣、曲泽、大椎、委中、金津、玉液、膀胱经。

〔操作顺序〕1. 常规消毒后，以三棱针点刺大椎穴放血，血止后在大椎穴留罐 10 ～ 15 分钟。2. 在曲泽穴和委中穴的血络处用三棱针点刺出血，然后留罐 10 ～ 15 分钟；并在金津、玉液穴处点刺放血。膀胱经施走罐法，并在十宣穴和关冲穴处点刺放血。

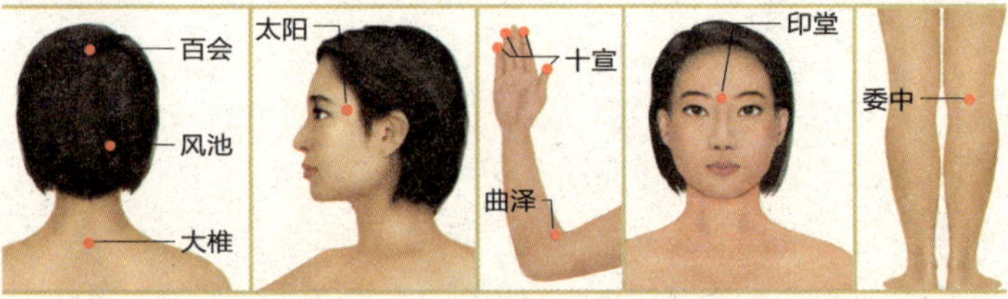

注意事项

1. 中暑后要迅速离开高温环境。2. 出痧后让患者饮一杯温开水（最好是淡糖盐水），休息 15 ～ 20 分钟。

支气管哮喘

支气管哮喘是一种很常见的发作性过敏性疾病，一般分为发作期和缓解期。发作前，常常有先兆症状，如咳嗽、胸闷或连续喷嚏等，如不及时治疗，就可能很快出现气急、哮鸣、咳嗽、呼吸困难、多痰，患者常被迫坐起，两手前撑，两肩耸起，额部出冷汗，痛苦异常，严重者可见口唇和指甲发紫。发作持续数小时甚至数日才逐渐缓解。病情缓解后，症状可以完全消失。

刮痧治疗

〔**特效穴位**〕风门、肺俞、心俞、胃俞、脾俞、肾俞、中府、尺泽、太渊、曲池、商阳、定喘、足三里、丰隆、风府、大椎。

〔**操作顺序**〕缓解期治疗（冬病夏治）：先从颈部风府刮至大椎，再重刮定喘、风门、肺俞、心俞、脾俞、胃俞、肾俞、中府、尺泽、太渊、足三里、丰隆穴，以皮肤发红及皮下有瘀点、瘀斑为度，再配以点刺合谷、少商、商阳和十冲穴。重点选择在夏季每伏的第 1 天辰时刮拭，之后可每 3 ～ 7 天 1 次，最多不超过 10 次。

发作期治疗：1. 先刮颈椎，沿督脉向下由大椎穴刮至腰骶部，再刮督脉旁的膀胱经，其中定喘、肺俞、志室穴加重；天突穴以角点刮 30 次，任脉由上向下刮，膻中穴重刮，然后由内向外横刮，每一个肋间隙刮 30 次左右，中府、俞府穴重刮。2. 刮上肢内侧——肺经、心包经、心经，由上向下刮 30 次左右。3. 刮上肢外侧——大肠经、小肠经、三焦经，由上而下刮 30 次。4. 双侧足三里穴重刮 30 次。

拔罐治疗

〔特效穴位〕肺俞、风门。

〔操作顺序〕患者取坐位，取双侧肺俞、膈俞共 4 个穴位，用闪火法点燃后，将 4 个小型玻璃罐依次迅速叩在选定穴位上，留置 10 ~ 15 分钟后将罐起下。拔罐结束后，局部会有瘀血现象，部分患者局部会出现小水泡，一般不作特殊处理，1 ~ 2 天可自行吸收，极个别较大水泡，可进行常规消毒，用一次性注射器抽出水液，涂上土霉素软膏即可。

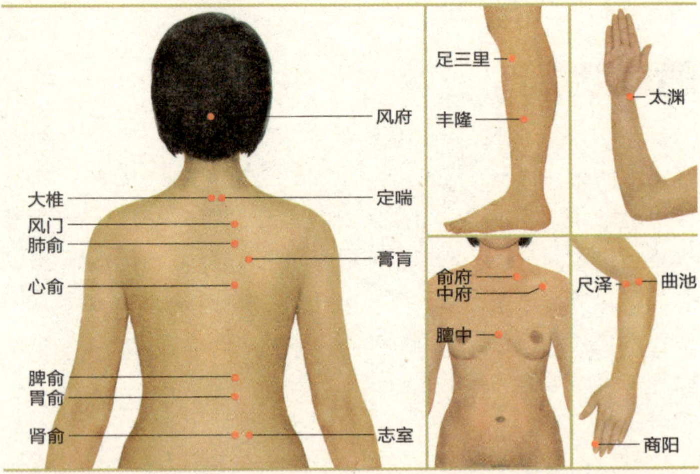

注意事项

1. 每次刮痧后喝开水或糖盐水一杯。2. 哮喘每年刮痧、拔罐治疗 2 次，即在冬天三九和夏天三伏天治疗。坚持治疗可以预防哮喘发作。

咳嗽

咳嗽是呼吸系统疾病的主要症状，急性骤然发生的咳嗽，多见于支气管内异物；长期慢性咳嗽，多见于慢性支气管炎、肺结核等。中医将咳嗽分为外感咳嗽和内伤咳嗽。外感咳嗽是受外邪影响于肺而发生的咳嗽；内伤咳嗽是因为脏腑内伤，影响于肺所致的咳嗽。刮痧治疗咳嗽的原则上是宣肺、散邪、化痰、健脾、疏肝；拔罐治疗咳嗽的原则是宣肺止咳。

刮痧治疗

〔特效穴位〕督脉、足太阳膀胱经、手太阴肺经、肩井、肩髎、肺俞、风门。

〔操作顺序〕1. 令患者俯卧或取俯伏坐位，暴露背部，用刮痧板蘸香油，先刮督脉、足太阳膀胱经背部第一、第二侧线及两臂的手太阴肺经，以刮出紫黑色痧点为度。2. 然后刮肩井、肩髎、肺俞、风门等穴位，出现紫黑痧斑，遂用泻法加强该穴的刮拭，直至痧斑高出皮肤，轻度灼痛为止，再刮另一侧。

拔罐治疗

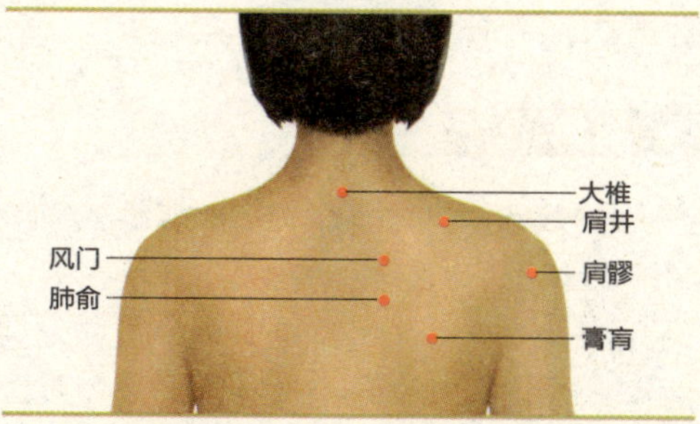

〔特效穴位〕大椎、风门、肺俞、膏肓。

〔操作顺序〕患者取坐位或俯卧位，取大小适宜的火罐用闪火法或投火法等，将火罐吸拔在所取穴位上，留罐 10 ~ 15 分钟。每 3 ~ 4 天治疗 1 次 (根据皮肤反应而定)，5 次为 1 疗程。

注意事项

刮痧治疗外感咳嗽效果较好。青壮年或新病者多用泻法（力量重，速度快），久病或年老体弱者用平补平泻法（力量、速度适中），以病人能耐受、刮后舒适为度。

肺炎

肺炎，属中医“咳嗽”、“肺闭”、“肺风痰喘”、“马脾风”、“风温”、“冬温”等病证范畴。一般分为大叶性肺炎和支气管肺炎。大叶性肺炎多见于青壮年；支气管肺炎则以婴幼儿和年老体弱者为多。一年四季均可发病，以冬春寒冷季节为多。现代医学认为，肺炎由肺炎双球杆菌引起。中医认为，肺炎多因胃气不固、风热犯肺、内蕴痰浊、肺失宣降、痰热郁阻所致或由感冒转化而致。

刮痧治疗

〔**特效穴位**〕肺俞、身柱、大杼、心俞、膻中、曲池、尺泽、丰隆、少商、中冲、十宣。

〔**操作顺序**〕先刮背部肺俞、身柱、大杼、心俞穴，再刮前胸部膻中穴，然后刮上肢曲池、尺泽穴，最后刮下肢丰隆穴，用泻法，以皮肤出现瘀痕为止。最后以三棱针点刺少商、中冲穴，各放血1或2滴，或点刺十宣(以出血为度)。

拔罐治疗

〔**特效穴位**〕大椎、身柱、大杼、肺俞、孔最、肺俞、风门、膈俞。

〔**操作顺序**〕1. 先在大椎、身柱及肺部听诊时啰音较明显的相应区，患侧肩胛区及胸区稍下端，留罐3～10分钟，2天1次。2. 大杼、身柱、肺俞、孔最相应区采用刺络拔罐法，先在应拔部位用三棱针点刺，以微出血为度，然后进行拔火罐，留罐5～10分钟。1天1次。3. 大椎、身柱、肺俞、风门、膈俞，采用单纯拔罐法，留罐5～7分钟。1天1次。

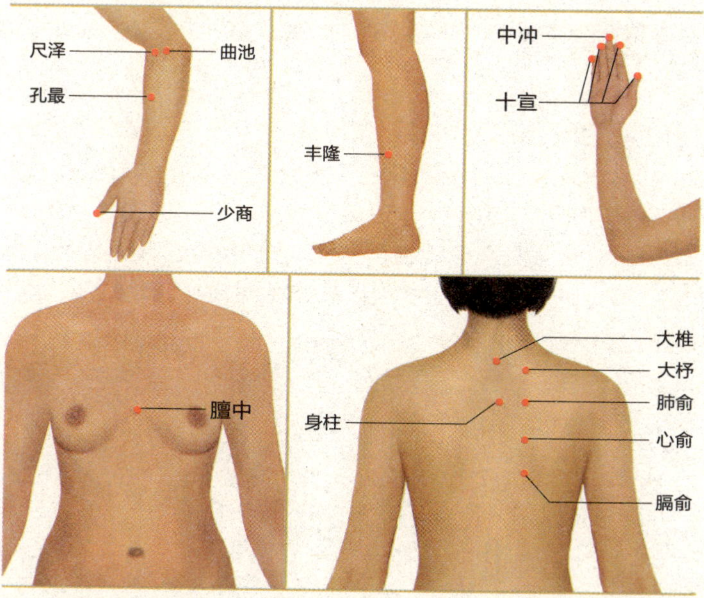

结核

结核俗称“痨病”，是结核杆菌侵入体内引起的感染，临床主要表现为咳嗽、咳痰、咯血、胸痛、潮热、盗汗、身体逐渐消瘦等，可伴有食欲不振、疲乏无力、口干多饮等。

刮痧治疗

〔特效穴位〕颈百劳、大杼、肺俞、胃俞、膏肓、天突、膻中、中府、列缺、太渊、足三里、三阴交、太溪。

〔操作顺序〕先刮颈部颈百劳，再刮大杼至肺俞、胃俞、膏肓，然后刮天突至膻中、中府穴，接着刮前臂列缺至太渊，最后刮下肢的足三里、三阴交、太溪。

拔罐治疗

〔特效穴位〕膀胱经、肺俞、风门、肾俞、膏肓、脾俞、足三里、三阴交、太溪。

〔操作顺序〕1. 首先在背部膀胱经循行部位上下反复推动进行走罐治疗，1 日 1 次。2. 用闪火法在肺俞、风门、肾俞穴闪罐，至皮肤微红，局部皮肤有温热感为度。1 日 1 次。3. 在肺俞、膏肓、脾俞、足三里、三阴交、太溪穴留罐 3 ~ 5 分钟，2 日 1 次。

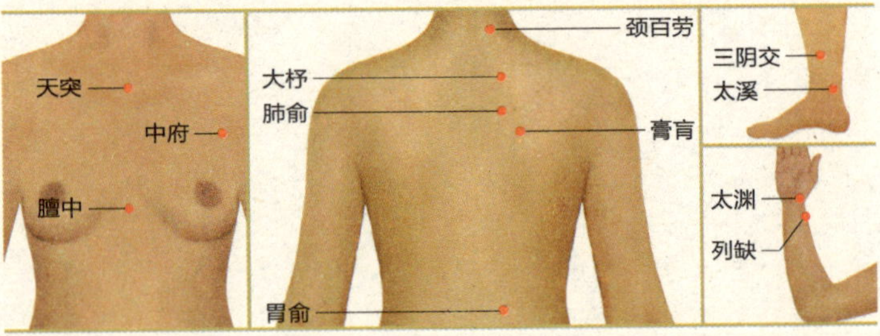

注意事项

结核病具有传染性，应注意隔离，加强营养，注意休息。

胃痛

胃痛是临床上常见的一个症状，多见急慢性胃炎，胃、十二指肠溃疡病，胃神经症。也见于胃黏膜脱垂、胃下垂、胰腺炎、胆囊炎及胆石症等。

刮痧治疗

〔**特效穴位**〕膀胱经、胃经、脾经、心包经、中脘、天枢。

〔**操作顺序**〕1. 先刮足太阳膀胱经：由肝俞穴处沿脊柱两侧向下，经脾俞刮至胃俞穴处；再刮腹部中脘、天枢穴处。2. 刮足阳明胃经：由足三里穴处沿小腿外侧刮至丰隆穴处。3. 刮足太阴脾经：由阴陵泉穴处沿小腿内侧向下，经地机、三阴交等穴，刮至公孙穴处。

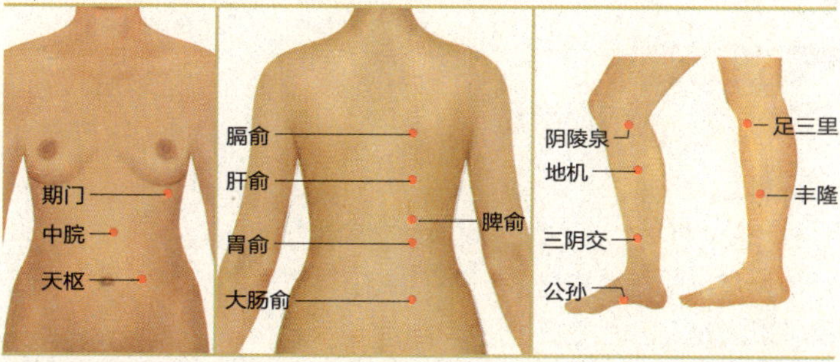

拔罐治疗

〔特效穴位〕脾俞、胃俞、中脘、肝俞、胆俞、期门、足三里、膀胱经。

〔操作顺序〕先沿膀胱经膈俞穴至大肠俞行走罐治疗，至皮肤出现潮红且隐见出血点，然后将火罐吸附于脾俞、胃俞、中脘、肝俞，留罐10分钟。

注意事项

刮痧拔罐治疗胃痛疗效明显，应按疗程持续治疗以巩固疗效；急性胃炎及胃溃疡有出血倾向者，应及时配合药物治疗。

消化性溃疡

消化性溃疡分为胃溃疡和十二指肠溃疡。它的发病是由于消化食物的胃酸（盐酸）和胃蛋白酶（酶的一种）消化了自身的胃壁和十二指肠壁，从而损伤黏膜组织所致。

刮痧治疗

〔特效穴位〕脾俞、胃俞、中脘、天枢、内关、手三里、足三里、公孙。

〔操作顺序〕先刮背部的脾俞、胃俞穴，再刮腹部的中脘、天枢，然后刮上肢的内关、手三里穴，接下来刮下肢部的足三里，最后刮足部的公孙穴。

拔罐治疗

〔特效穴位〕膀胱经、脾俞、胃俞、中脘、足三里、内关。

〔操作顺序〕1. 先在膀胱经行走罐疗法，自上而下，如此反复数十次，至皮肤起痧，1 日 1 次。2. 在脾俞、胃俞、中脘、足三里、内关穴行留罐疗法，留罐时间 10 ～ 15 分钟，1 日 1 次。

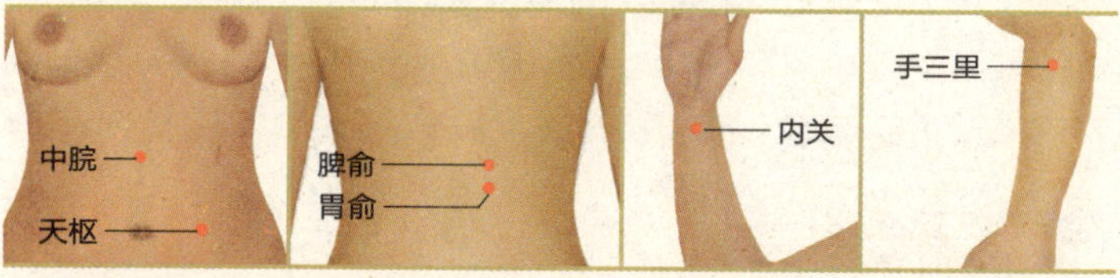

注意事项

1. 消化性溃疡患者忌空腹上班和空腹就寝。2. 戒除不良生活习惯，减少烟、酒、辛辣食物、浓茶、咖啡及某些药物的刺激，对溃疡的愈合及预防复发有重要意义。3. 消化性溃疡患者可以适当做运动。

便秘

便秘是一种常见的临床症状。其主要表现是大便次数减少，间隔时间延长，粪质干燥，排出困难；或粪质不干，但是排出不畅，可伴有腹胀、腹痛、食欲减退、嗳气反胃、大便带血等。便秘分为急性和慢性，还有一些患者由于生理因素导致的便秘，例如老人便秘和孕妇便秘。

刮痧治疗

〔特效穴位〕肠俞、中膂俞、大横、腹结、天枢、外陵、支沟、足三里、上巨虚。

〔操作顺序〕1. 先刮背部的小肠俞、中膂俞，再刮腹部的大横、腹结、天枢、外陵穴，然后刮上肢的支沟穴以及下肢的足三里和上巨虚穴。2. 如果是热结便秘的话，加刮曲池和合谷穴，气滞便秘加刮行间穴，气血亏虚加刮脾俞穴，下元虚者加刮气海至关元部位，每个穴位刮 3 ~ 5 次。

拔罐治疗

〔特效穴位〕八髎（小肠俞左侧向下）、脾俞至白环俞、足三里至下巨虚、神阙、天枢、大肠俞、上巨虚、支沟。

〔操作顺序〕1. 先在八髎、脾俞至白环俞、脐周、足三里至下巨虚行走罐法，八髎穴行旋转法，脐周按顺时针方向走罐，其余部位上下推拉。2. 把罐吸附在天枢、大肠俞、上巨虚、支沟等穴位上，停留 10 ~ 15 分钟。每日 1 次。

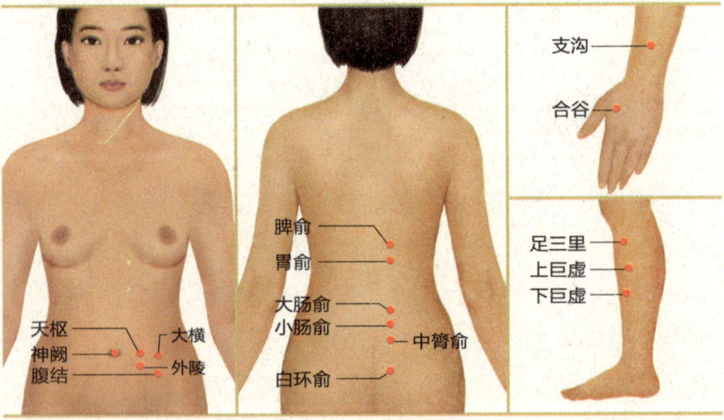

泄泻

泄泻就是人们通常说的“腹泻”，主要表现为排便次数增多，粪便稀薄，或泻出如水样便。中医学将大便溏薄者称为“泄”，大便如水注者称为“泻”。

刮痧治疗

〔特效穴位〕膀胱经、胃经、阴陵泉至公孙穴、曲池穴至合谷穴、中脘、关元、天枢。

〔操作顺序〕1. 由脾俞穴沿脊柱侧向下刮至大肠俞。2. 刮腹部中脘、关元、天枢等穴处。3. 刮胃经：由足三里穴处沿小腿外侧经上巨虚刮至下巨虚穴处。4. 由阴陵泉处沿小腿内侧刮至公孙穴处。5. 急性泄泻者加刮肘窝部尺泽、曲泽等穴处，刮足太阳膀胱经之合穴委中穴处，肾阳虚者加刮命门穴。

拔罐治疗

〔特效穴位〕天枢、下脘、气海、神阙、膀胱经。

〔操作顺序〕1. 在背部沿膀胱经行走罐术，至皮肤明显潮红为度，每日 1 次，在脾俞、胃俞、肾俞穴处留罐 5 ～ 10 分钟。2. 在天枢、下脘、气海、神阙用大口径瓶行留罐术，每日 1 次。

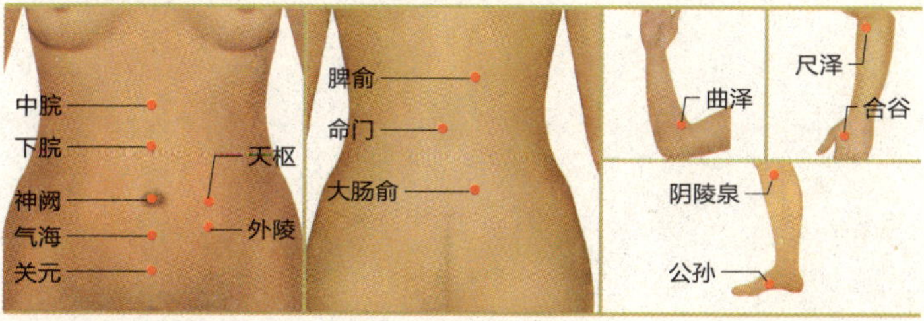

呃逆

呃逆，俗称“打嗝”，引起打嗝的原因很多，包括胃、食管功能或器质性改变。也有外界物质，生化、物理刺激引起的呃逆。疾病在危重的情况下也会出现呃逆的现象。

刮痧治疗

〔特效穴位〕督脉、膀胱经、任脉、胃经、心包经。

〔操作顺序〕1. 刮督脉：由大椎穴刮至至阳穴处。2. 刮膀胱经：由大杼穴处沿脊柱两侧向下，经厥阴俞、膈俞、肝俞、胆俞、脾俞、胃俞等穴，刮至三焦俞处。3. 刮任脉：由天突穴向下经膻中，刮至中脘穴。4. 刮胃经：由足三里穴刮至丰隆穴处。5. 刮心包经：由曲泽穴刮至内关穴处。6. 如果伴有胃寒，加刮合谷、攒竹穴；如有胃火，加刮内庭穴。

拔罐治疗

〔特效穴位〕天突、上脘、中脘、鸠尾、气海、天枢。

〔操作顺序〕分次选择天突、上脘或中脘、气海穴、天枢穴、双侧肋下的阿是穴。用大号拔罐瓶在上述穴位分别采用留罐法，留置 10 ~ 15 分钟，每日 1 次。

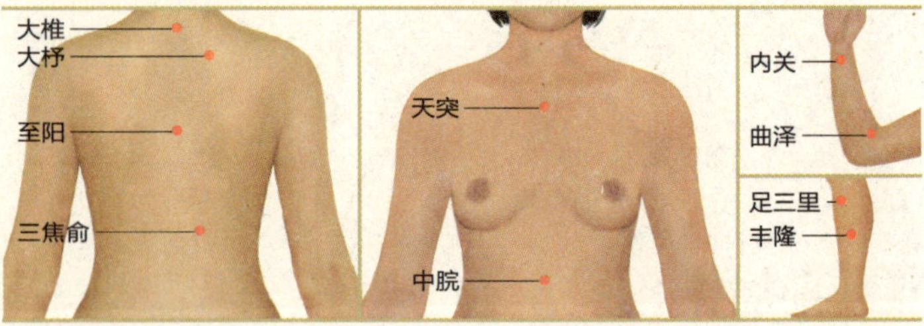

呕吐

呕吐是临床常见症状，可伴发于多种疾病中，如急、慢性胃炎，胃扩张，神经症，肝炎，贲门痉挛，幽门痉挛或肠梗阻，胰腺炎，胆囊炎等；也可单独出现。呕吐是胃内容物反入食管中，经口吐出的一种反射动作，呕吐可将有害物质从胃内排出，对人体起到保护作用，但是长时间的呕吐会导致水和电解质紊乱，也会给人体带来伤害。

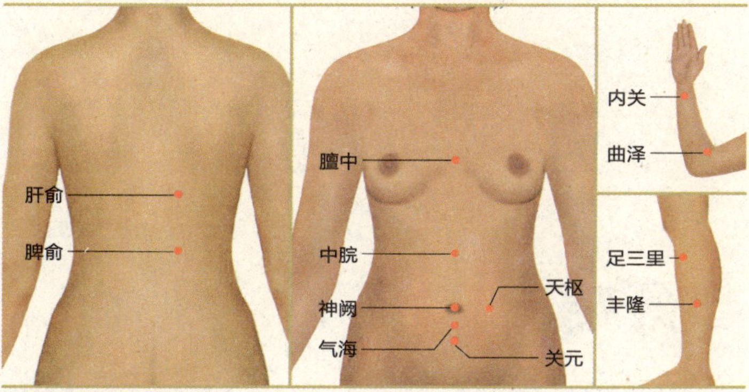

刮痧治疗

〔**特效穴位**〕中脘、天枢、委中、关元、气海、胃经、心包经。

〔**操作顺序**〕1. 刮腹部中脘、天枢穴处。2. 刮胃经：由足三里穴处沿小腿外侧刮至丰隆穴。3. 刮心包经：由曲泽穴处沿前臂前侧刮至内关穴处。4. 刮委中穴处。5. 如果腹胀，加刮关元、气海穴；感冒引起的呕吐加刮尺泽、合谷穴；肝气犯胃引起的呕吐，加刮太冲穴；有痰饮的患者，加刮章门及公孙穴。

拔罐治疗

〔特效穴位〕肝俞、脾俞、中脘、足三里、膻中至神阙穴。

〔操作顺序〕1. 在肝俞、脾俞、中脘、足三里行灸罐法。先拔火罐，留罐 10 ~ 15 分钟，起罐后，再在各穴艾灸 5 壮，每日 1 次。2. 先用梅花针在膻中至神阙穴从上至下轻叩刺 3 ~ 5 遍，然后走罐至皮肤潮红为度，再在中脘、神阙穴留罐 10 ~ 15 分钟，每日或隔日 1 次。3. 在中脘、足三里、胃俞穴行刺络拔罐法。用三棱针在应拔部位挑刺后，拔罐 10 ~ 15 分钟。每日 1 次。

注意事项

刮痧拔罐对止呕有一定的疗效，但上消化道严重梗阻、癌肿等引起的呕吐应重视原发病的治疗。

牙痛

牙痛可以分为以下几种：1. 风火牙痛表现为牙痛、牙龈肿，兼恶寒发热。2. 实火牙痛表现为牙痛剧烈，兼有口臭、口渴、便秘。3. 虚火牙痛表现为牙痛隐隐，时作时止，牙齿浮动，口不臭。4. 龋齿牙痛表现为牙体出现龋洞，受冷、热、酸、甜等刺激，引起疼痛。

刮痧治疗

〔特效穴位〕下关穴至承浆穴、翳风穴至天容穴、胆经、太冲、行间、足三里、内庭、合谷、劳宫。

〔操作顺序〕1. 由下关穴向下经颊车向前刮至承浆穴。2. 由翳风穴刮至天容穴。3. 刮胆经由风池穴沿颈部刮至肩井穴。4. 刮太冲及行间。5. 刮足三里内庭穴。6. 刮合谷穴和劳宫穴。7. 虚火牙痛者加刮太溪穴，龋齿牙痛者加刮二间穴，龈肿者加刮角孙穴。

拔罐治疗

〔特效穴位〕下关、颊车、大迎、承浆、翳风、合谷。

〔操作顺序〕对以上穴位行刺络拔罐法，留罐时间 10 ～ 15 分钟。实火牙痛加内庭穴；虚火牙痛加太溪穴。每日 1 次或隔日 1 次。

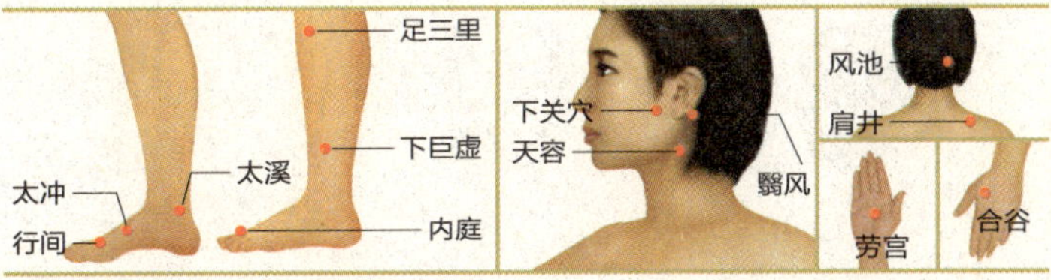

胃下垂

胃小弯弧线最低点下降至髂嵴连线以下，或十二指肠球部向左偏移时，称胃下垂。轻度下垂者一般无症状，下垂明显者会出现腹胀、上腹不适、持续性的腹部隐痛。

刮痧治疗

〔特效穴位〕膈俞穴至肾俞穴、足三里至下巨虚、三阴交至太溪、任脉、胃经、督脉。

〔操作顺序〕1. 刮膈俞穴至肾俞穴：沿脊柱两侧经肝俞、脾俞、胃俞、三焦俞等穴刮至肾俞穴。2. 刮任脉：由鸠尾穴刮至关元穴。3. 刮阳明胃经：由承满穴处，经梁门刮至天枢穴处。4. 刮下肢部：由足三里穴经上巨虚刮至下巨虚处。5. 刮督脉：由百会穴处沿后正中线向下经大椎、至阳等穴刮至命门穴，并于百会穴处加点揉。6. 由三阴交穴沿小腿内侧刮至太溪穴。7. 胃下垂伴心悸失眠者加刮内关穴，伴乏力者加刮肩井、合谷穴。

拔罐治疗

〔特效穴位〕建里、中脘、天枢、气海、足三里、脾俞、胃俞。

〔操作顺序〕对以上穴位行留罐法，每次留罐 10 ~ 15 分钟，每日 1 次。

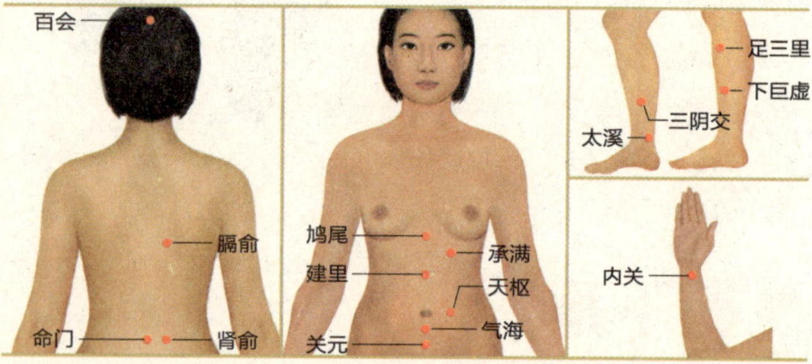

注意事项

1. 胃下垂病人宜少食多餐，忌食生冷、刺激性及不易消化的食物。饭后要平卧一段时间，不宜立即做剧烈活动。2. 平时保持心情舒畅，适当进行腹肌锻炼。3. 胃下垂严重者，可用胃托帮助。

胆石症

胆石症的临床表现主要有：上腹或右上腹饱胀感、嗳气、腹胀等，进食油腻食物后更加显著；胆囊炎结石者因平滑肌痉挛还会发生胆绞痛，胆绞痛后可出现轻度黄疸及发热；胆总管结石多引起胆管梗阻和感染，出现胆绞痛、波动性黄疸、寒战和发热等。

刮痧治疗

〔特效穴位〕曲泉和阴陵泉至太冲穴、阳陵泉至丘墟穴、大椎至至阳穴、期门穴、日月穴、膻中至中脘穴。

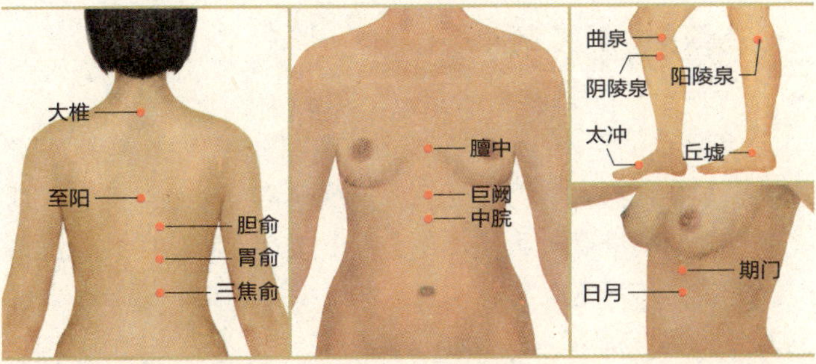

注意事项

1.刮痧拔罐可明显缓解胆石症症状，在治疗的同时，可配合消炎利胆排石的中西药物综合治疗。2.饮食有节，少食高脂肪、高胆固醇食物，可适当补充B族维生素、维生素C和维生素K等。3.胆石症严重者，应考虑手术治疗。

〔操作顺序〕1. 先刮肝经和脾经：由膝部内侧的曲泉和阴陵泉穴处，经地机、三阴交等穴，刮至太冲穴。2. 由阳陵泉穴经胆囊点、悬钟等穴，刮至丘墟穴。3. 刮膀胱经：由膈俞穴刮至胃俞穴。4. 由大椎穴处沿后正中线刮至至阳穴处。5. 刮期门穴及日月穴。6. 由胸前膻中穴经巨阙刮至中脘穴处。

拔罐治疗

〔特效穴位〕肝俞、胆俞、日月、期门、阳陵泉、胆囊穴、太冲。

〔操作顺序〕在上述的穴位行留罐疗法，每次留罐 10 ～ 15 分钟，每日 1 次。

慢性肝炎

慢性肝炎是指由多种原因引起的肝脏慢性炎症疾病。本病多数是由急性肝炎误诊、误治或病毒感染、自身免疫功能紊乱及某些药物的毒副作用，使肝炎迁延不愈所致。慢性肝炎的主要临床表现为：全身乏力、食欲减退、腹胀、肝区闷胀或隐隐作痛等。

刮痧治疗

〔特效穴位〕肝经、脾经、胆经、督脉、膈俞至胃俞、期门、日月、章门。

〔操作顺序〕1. 先刮肝经和脾经：由曲泉和阴陵泉穴处，向下经地机、三阴交等穴，刮至太冲穴。2. 刮胆经：由阳陵泉穴处沿小腿外侧，经悬钟刮至丘墟穴。3. 由背部膈俞、肝俞、胆俞、脾俞穴刮至胃俞穴，重刮肝俞、胆俞、脾俞及胃俞穴。

4. 刮督脉：由大椎穴处沿后正中线，经身柱穴刮至至阳穴处。

5. 刮期门、日月、章门穴。

拔罐治疗

〔特效穴位〕肝俞、胆俞、脾俞、肾俞、阴陵泉、期门、日月、章门。

〔操作顺序〕在上述的穴位行留罐疗法，每次留罐 10 ~ 15 分钟，每日 1 次。

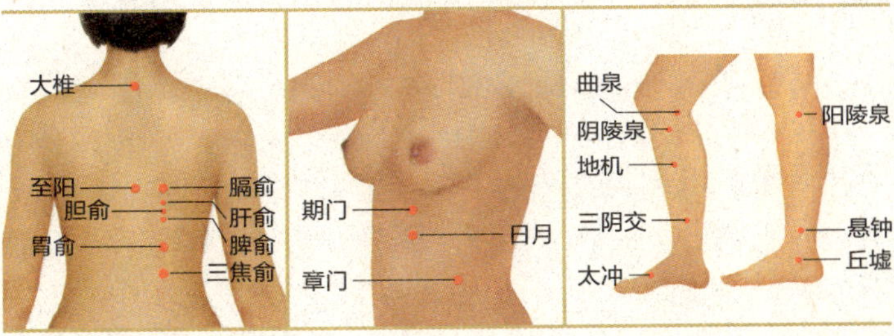

冠心病

冠心病是指冠状动脉因发生粥样硬化或痉挛，使血管腔狭窄或梗阻，影响冠状动脉的血液循环，导致心肌缺血缺氧而引起的心脏病。属于中医学的“胸痹”、“真心痛”等范畴。发病最初表现为心绞痛，即短暂的发作性的胸骨后针刺样疼痛，发展到心肌梗死可出现胸骨后持续性压迫性疼痛、休克等。本病多发生在40岁以上人群，且男性多于女性，脑力劳动者多见。

刮痧治疗

〔特效穴位〕肺俞至肾俞、天突至巨阙、曲泽、劳宫、心经。

〔操作顺序〕1. 先由肺俞穴沿脊柱两侧经厥阴、心俞、膈俞、肝俞、胆俞、脾俞、胃俞等穴，刮至肾俞。重点刮心俞、厥阴俞。2. 由天突穴处沿正中线向下经膻中，刮至巨阙穴。3. 由肘部曲泽穴沿前臂前侧经郄门、内关等穴，刮至手心劳宫穴。4. 刮手少阴心经由通里至神门穴。5. 因饮食内伤者，加刮阴陵泉、太渊穴；肾气不足者，加刮关元、气海穴；七情内伤者，加刮太冲穴。

拔罐治疗

〔特效穴位〕膀胱经、大椎、心俞、至阳、肾俞。

〔操作顺序〕1. 先在背部两侧膀胱经行走罐法，上下推动，使皮肤呈潮红、深红，至起丹痧为止。2. 然后再用闪火法将火罐吸附于大椎、双心俞、至阳、双肾俞，隔日一次，每次留罐 10 ～ 15 分钟。

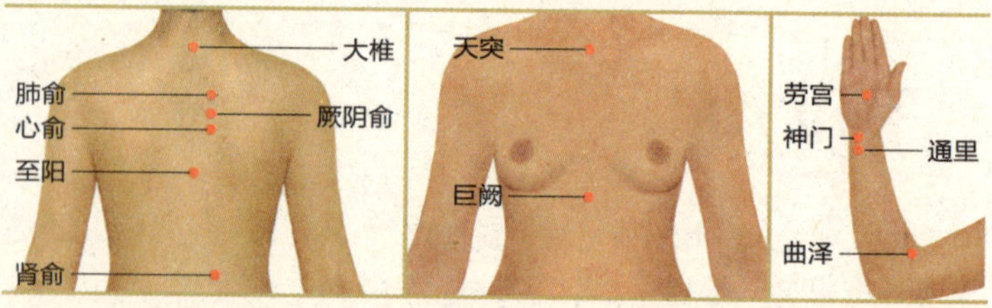

注意事项

刮痧拔罐对缓解和减轻冠心病发作有一定疗效，但在心绞痛频发及程度加重时应及时采用中西医药物综合治疗。

心律不齐

心律不齐是指心脏收缩的频率或心脏节律异常。临床上常见有窦性心动过速、窦性心动过缓、窦性心律不齐、过早搏动、阵发性心动过速、心房扑动与心房颤动、心脏传导失常等。心律不齐属中医学的“心悸”、“怔忡”、“昏厥”等范围。心律不齐轻者可无自觉症状，可有心跳、心慌、心烦、心前区疼痛、胸闷不舒、头晕、气急等，严重时可发生心绞痛或晕厥等。

刮痧治疗

〔特效穴位〕厥阴俞至膈俞、任脉、心包经、心经。

〔操作顺序〕1. 先刮由厥阴俞经心俞至膈俞。2. 刮任脉：由天突穴处沿正中线向下经膻中，刮至巨阙穴。重刮气海穴。3. 刮心包经：由肘部曲泽穴处沿前臂前侧经郄门、内关等穴，刮至手心劳宫穴。重刮内关穴。4. 刮心经：由阴郄沿前臂前内侧刮至通里穴。5. 刮胃经：由足三里穴处沿小腿外侧向下刮至丰隆穴。6. 刮肾经：由三阴交刮至太溪穴。

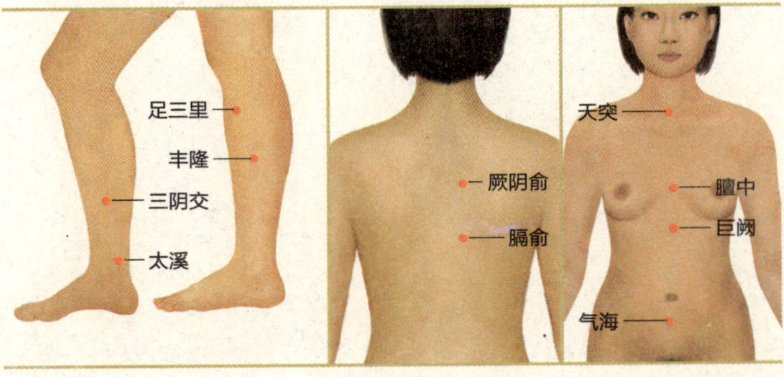

拔罐治疗

〔特效穴位〕心俞、肾俞、膈俞、脾俞、厥阴俞、肝俞。

〔操作顺序〕对上述穴位行留罐法，留罐 15 分钟，每日 1 次或隔日 1 次。

癫痫

癫痫俗称“羊痫风”，是一种发作性神志失常的疾病。原发性癫痫与遗传因素有关，无明显病因可查，多在青少年时期发病。发病前可有头晕、胸闷、神疲等预兆，发病时突然昏倒、不省人事、牙关紧闭、口吐白沫、角弓反张、抽搐劲急，或有吼叫声。

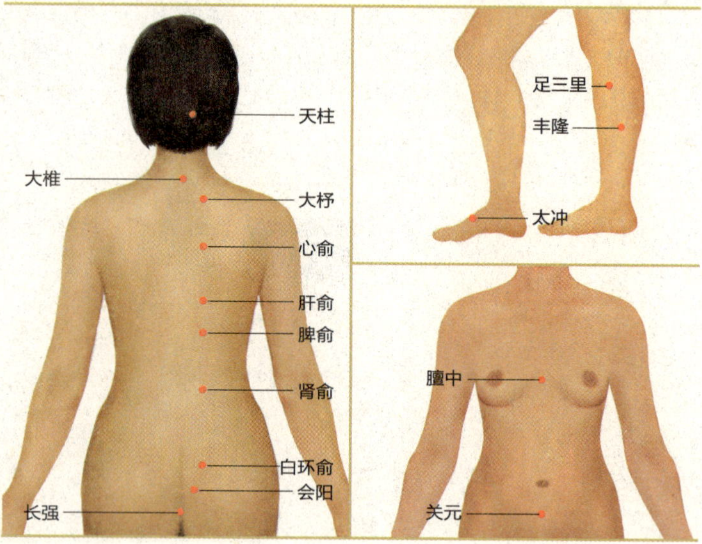

刮痧治疗

〔特效穴位〕膀胱经、由膻中至关元穴、由足三里至丰隆穴、太冲穴、内关穴。

〔操作顺序〕1. 先刮膀胱经：由天柱穴沿脊柱两侧向下经大杼、心俞、肝俞、脾俞等穴，刮至肾俞穴处。2. 由膻中穴沿前正中线向下经鸠尾、中脘、气海等穴刮至关元穴。3. 由足三里穴沿小腿外侧向下刮至丰隆穴，重刮丰隆、足三里穴。4. 刮太冲、内关穴。5. 突然昏倒、不省人事者加刮人中、涌泉穴；牙关紧闭者加刮颊车穴处。

拔罐治疗

〔特效穴位〕大椎穴与大杼穴至长强与白环俞穴、会阳、长强。

〔操作顺序〕先在大椎穴与大杼穴至长强与白环俞穴行走罐法，从上而下。然后在会阳、长强穴行刺络拔罐法，留罐10 分钟，每周 2 ～ 3 次。

神经衰弱

神经衰弱是一种常见的功能性疾病。神经衰弱的临床表现为：失眠、神经过敏、精神不振、易疲劳、记忆力减退、内脏功能紊乱。精神因素是造成神经衰弱的主要原因，日常生活中所有能引起持续的紧张心情的一些因素，均会使神经活动过程强烈而持久地处于紧张状态，超过神经系统的耐受限度后，便可能发生神经衰弱。

刮痧治疗

〔特效穴位〕督脉、膀胱经、风池至肩井穴、三阴交至太溪穴、通里、神门、内关。

〔操作顺序〕1. 先刮督脉：由百会穴向后经风府、大椎等穴，刮至身柱穴。2. 刮膀胱经：由天柱穴经风门、肺俞、厥阴俞、心俞、膈俞、肝俞、胆俞、脾俞、胃俞等穴，刮至肾俞穴。3. 刮颈部风池穴至肩背部的肩井穴。4. 刮上肢通里、神门、内关穴。5. 刮下肢三阴交穴沿小腿内侧至太溪穴处。

拔罐治疗

〔特效穴位〕膀胱经、督脉、心俞、神门、三阴交、失眠、涌泉、内关。

〔操作顺序〕1. 先在膀胱经和督脉行走罐法，由上而下，至皮肤微热潮红。2. 在心俞、神门、三阴交、失眠、涌泉、内关穴留罐 10 分钟，每日 1 次。

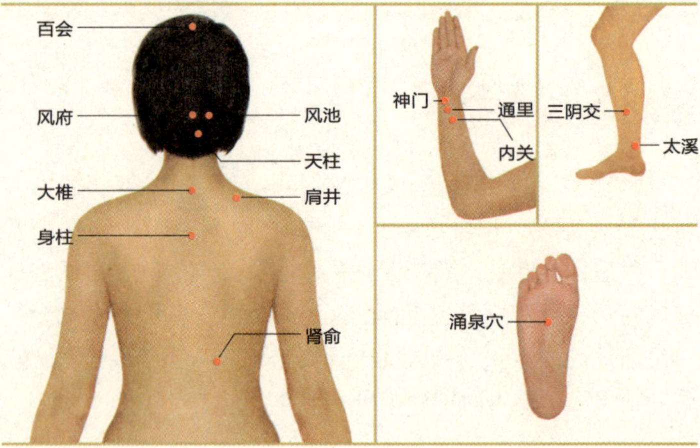

失眠

失眠，又称不寐，是以经常不能入睡，入睡时间短，或入睡不深熟，易醒，或入睡后连续做梦等为特征。多见于神经衰弱、贫血等病。引起失眠的原因很多，例如有些人会因为睡眠环境突然改变而失眠。有些人有不良的生活习惯，如睡前饮茶、饮咖啡、吸烟等，也会导致失眠。还有人因为一些精神因素，例如太过兴奋或忧虑而致失眠。

刮痧治疗

〔特效穴位〕督脉、天柱至肾俞穴、风池至肩井穴、曲泽穴至内关穴、三阴交至太溪穴、安眠穴、足三里穴。

〔操作顺序〕1. 先刮督脉：由百会穴经风府、大椎刮至身柱穴。2. 刮由天柱经风门、肺俞、厥阴俞、心俞、膈俞、肝俞、胆俞、脾俞、胃俞至肾俞穴。3. 由颈部风池穴刮至肩背部的肩井穴处。4. 刮上肢：由曲泽穴至内关穴。5. 刮下肢：由三阴交穴至太溪穴，再刮足三里穴。6. 如果心脾两虚，加刮通里、神门穴；脾胃不和者，加刮中脘穴；肝火上扰者，加刮行间穴。

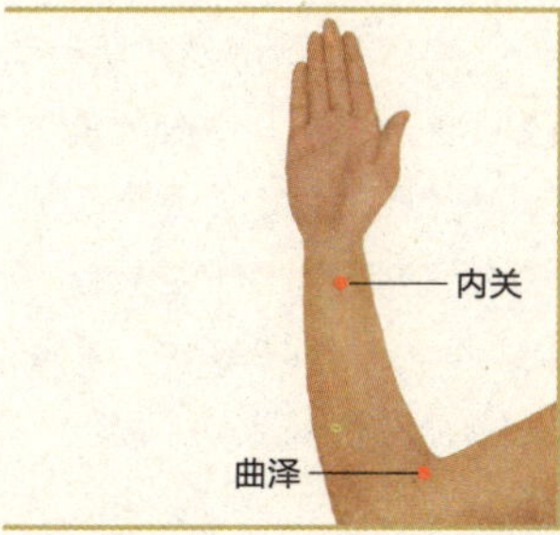

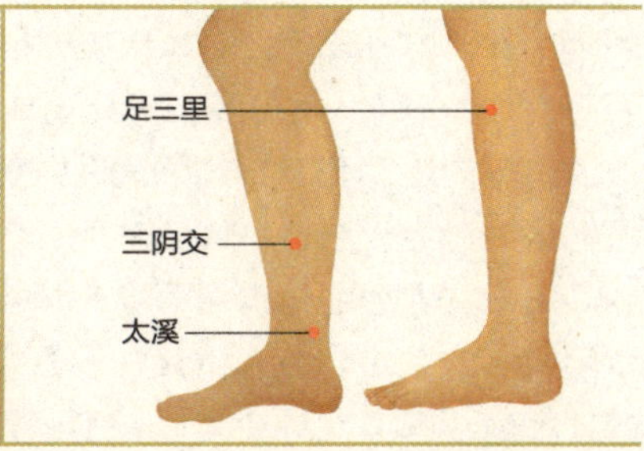

拔罐治疗

〔特效穴位〕心俞、膈俞、肾俞、大椎、神道、肝俞、曲泽至内关穴、膀胱经、督脉。

〔操作顺序〕1. 先在膀胱经肺俞至肾俞，督脉大椎至命门，曲泽至内关穴行走罐法。隔日 1 次。2. 在心俞、膈俞、肾俞、大椎、神道、肝俞穴行留罐法，留罐 10 ～ 15 分钟，每日 1 次。

中风偏瘫

中风偏瘫是中风后遗症，它是指一侧肢体的功能发生障碍，还常伴有同侧肢体的感觉障碍，同侧的视野缺损。中风偏瘫患者病情稳定后的康复非常重要，刮痧和拔罐，还有按摩都是中风偏瘫者很好的病后康复保健方法。

刮痧治疗

〔特效穴位〕大肠经、三焦经、胆经、心包经、督脉、膀胱经、胃经、迎香、颊车、地仓、阳白、太阳、哑门、廉泉。

〔操作顺序〕中风上肢偏瘫：1. 刮大肠经：由颈前部扶突穴沿颈向肩背部，经巨骨、肩髎、臂臑、曲池、手三里等穴，刮至合谷。2. 刮三焦经：由天牖穴处沿经络循行经肩髎、臑会、天井、外关等穴，刮至阳池穴处。3. 刮胆经：由头后部风池穴处沿颈椎向下刮至肩背部的肩井穴处。4. 刮心包经：由天池穴沿经络循行经天泉、曲泽、郄门、内关刮至劳宫穴处。5. 刮督脉：由上星穴经络循行经百会、风府、大椎、至阳等穴，刮至命门穴。6. 刮膀胱经：由天柱穴沿经络循行经大杼、肺俞、心俞、肝俞、脾俞、胃俞等穴，刮至肾俞穴。

中风下肢偏瘫：1. 刮胃经：由髀关穴沿经络循行经伏兔、梁丘、犊鼻、足三里等穴至丰隆穴。2. 刮胆经：由头后部风池穴刮至肩井穴；由环跳穴处沿大腿外侧经风市、阳陵泉等穴，刮至悬钟穴。3. 由血海穴处沿下肢内侧经阴陵泉、三阴交、太溪、照海等穴，刮至太冲穴处。4. 刮膀胱经：由承扶穴经殷门、委中、承山等穴，刮至昆仑穴。5. 刮督脉：由上星穴刮至命门穴。

中风口眼歪斜：刮面部迎香、颊车、地仓、阳白、太阳穴。

中风语言謇涩：刮哑门、廉泉穴。

拔罐治疗

〔特效穴位〕 督脉、膀胱经、手三条阳经、足三条阳经、肩髎、肩贞、肩井、居髎、环跳、承扶、膝眼、鹤顶、足三里、委中、承山。

〔操作顺序〕 1. 先在背部督脉和膀胱经行走罐法，并用排罐法，即用几个大的玻璃管并排留罐与背部督脉和膀胱经沿线，留罐 10 ～ 15 分钟。2. 在肩部肩髎、肩贞、肩井、髋关节部、居髎、环跳、承扶、膝关节部膝眼、鹤顶、足三里、委中、承山穴行留罐法，留罐时间 10 ～ 15 分钟。

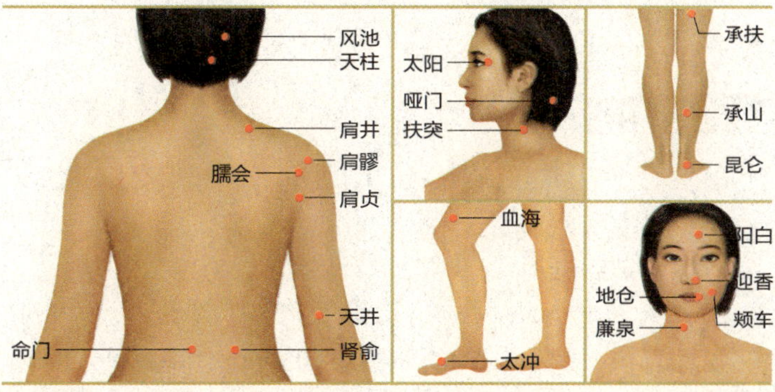

肥胖症

随着人们生活水平的提高，肥胖的人越来越多。成人的标准体重为：体重（公斤）＝身高（厘米）－105（女性则减110）。成人的体重以不超过标准体重的10%为正常。当人体重超过标准体重20%，即为肥胖症。轻度肥胖，为体重超过标准体重30%以内，可无症状；中度肥胖，为体重超过标准体重30%～50%；重度肥胖，为体重超过标准体重50%者。

刮痧治疗

〔特效穴位〕大椎穴至命门穴、大杼穴至肾俞穴、膻中穴至关元穴、尺泽穴至太渊穴、章门、合谷、外关、梁丘、丰隆。

〔操作顺序〕1. 由大椎穴经身柱、至阳等穴，刮至命门穴。2. 刮膀胱经：由大杼穴处经肺俞、膏肓、膈俞、肝俞、脾俞、胃俞等穴，刮至肾俞穴。3. 由膻中穴上脘、中脘、下脘、气海等穴，刮至关元穴。4. 刮章门穴。5. 刮上肢合谷、外关穴，由尺泽穴处沿前臂前外侧向下，经列缺刮至太渊穴。6. 刮下肢由梁丘穴经足三里、上巨虚等穴，刮至丰隆穴。

拔罐治疗

〔特效穴位〕督脉、膀胱经、中脘、天枢、关元、带脉、腹结、滑肉门、大横、足三里。

〔操作顺序〕1. 先在背部督脉和膀胱经行闪罐、走罐法，以皮肤潮红为度。2. 在中脘、天枢、关元、带脉、腹结、滑肉门、大横、足三里穴行留罐法，留罐时间 10 ～ 15 分钟。隔日 1 次。

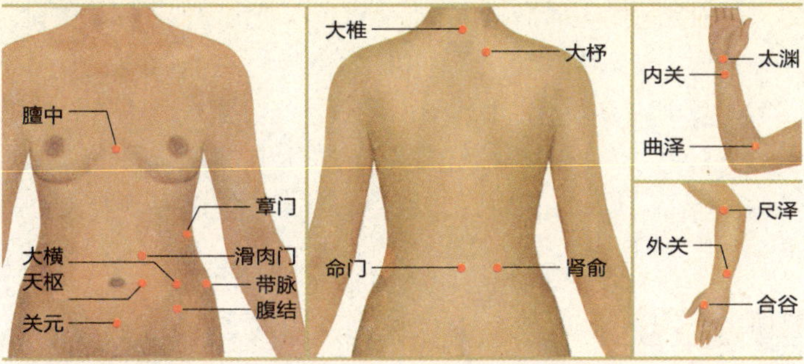

注意事项

1. 刮痧拔罐减肥效果较好，应坚持数个疗程治疗。2. 治疗期间病人应适当节制脂肪及碳水化合物的摄入量，适当参加体育活动。

甲亢

甲状腺功能亢进症简称甲亢，是由甲状腺激素分泌过多所致的一种综合征。本病与情志失调、肾阴虚亏或劳倦过度等因素有关。甲状腺功能亢进主要临床表现：甲状腺肿大，甲状腺分泌过多，突眼症。

刮痧治疗

〔**特效穴位**〕任脉、曲池穴至合谷穴、天柱穴至肾俞穴、阴陵泉至太冲穴、人迎、扶突、天鼎、水突、风池穴、内关、神门穴。

〔操作顺序〕1. 先刮任脉：由廉泉穴沿前正中线向下经天突、华盖等穴，至膻中穴处。2. 刮甲状腺附近的人迎、扶突、天鼎、水突、风池穴。3. 由曲池穴沿前臂后外侧经手三里，刮至合谷穴。4. 刮内关及神门穴。5. 由天柱穴沿脊柱两侧向下经风门、肺俞、膈俞、肝俞、脾俞等穴，刮至肾俞穴处。6. 由阴陵泉穴沿小腿内侧经地机、三阴交、太溪、照海等穴，刮至太冲穴。

拔罐治疗

〔特效穴位〕大杼、风门、肺俞、大椎、身柱。

〔操作顺序〕在上述穴位行闪罐法，至皮肤潮红为度，每日 1 次。

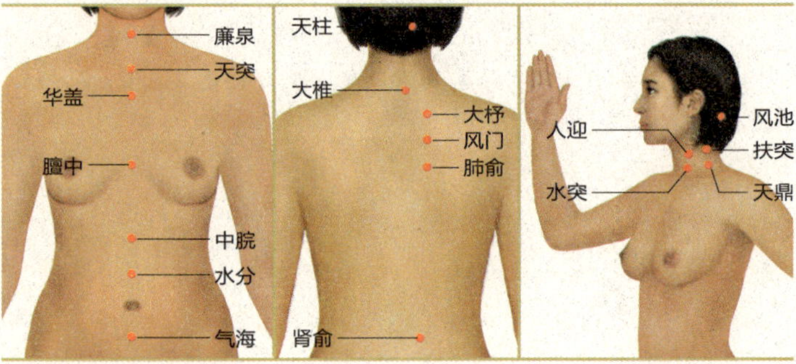

糖尿病

糖尿病是一种以糖代谢紊乱为主的慢性内分泌代谢病。糖尿病早期可无症状，症状期可出现多饮、多食、多尿、消瘦，即“三多一少”症状和空腹血糖高于正常值及尿糖阳性；后期可出现烦渴、头痛、呕吐、腹痛、唇红、舌干和呼吸深快等，重则出现昏厥、虚脱等危象，甚至死亡。

刮痧治疗

〔特效穴位〕肺俞至三焦俞、膻中穴至气海穴、肺经、肾经、三焦经、足三里、廉泉、内关、光明。

〔操作顺序〕1 先由肺俞穴处沿脊柱两侧向下，经心俞、脾俞、胃俞、肾俞等穴，刮至三焦俞。2. 由膻中穴处沿前正中线向下，经中脘、水分、关元穴，刮至气海穴。3. 刮上肢肺经：由尺泽穴经孔最、列缺等穴，刮至太渊穴。4. 刮足三里。5. 刮肾经：由三阴交穴经太溪穴刮至照海穴。6. 刮三焦经由支正穴经外关穴刮至阳池穴。7. 舌干燥者，加刮廉泉穴；消谷善饥者，加刮内关穴；视物模糊者，加刮光明穴。

拔罐治疗

〔特效穴位〕肺俞、肾俞、脾俞、膈俞、三焦俞、足三里。

〔操作顺序〕1. 先在肺俞至肾俞穴处行走罐法，至皮肤潮红或皮肤出现瘀点为止，隔日 1 次。2. 对肾俞、脾俞、膈俞、三焦俞、足三里穴行留罐法，留罐时间 10 ~ 15 分钟，每日 1 次。

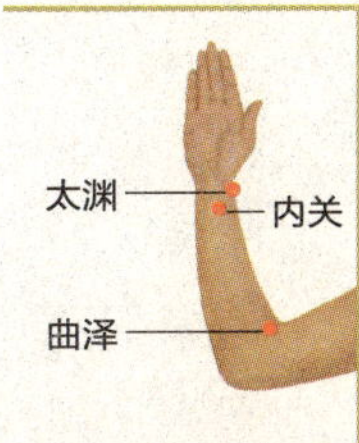

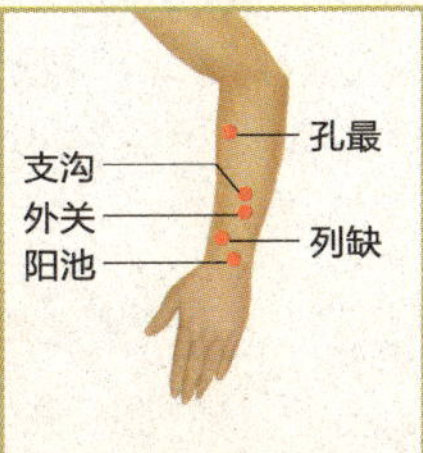

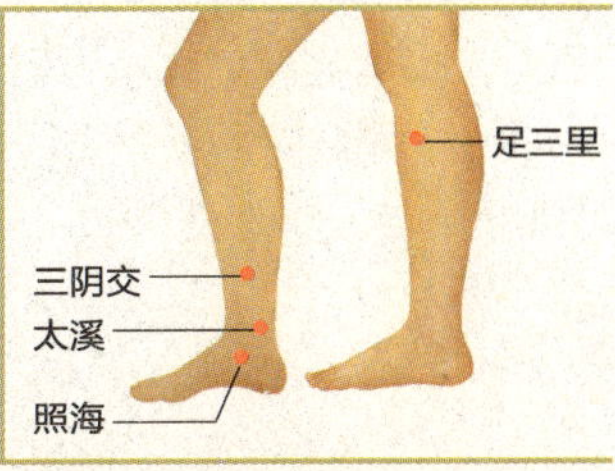

注意事项

糖尿病患者治疗时应严格消毒，防止合并感染。

低血压

成人肱动脉血压低于90/60mmHg者为低血压。病人低血压会出现头晕、目眩、耳鸣、乏力、气短、手足发凉、自汗、健忘，甚则出现恶心、呕吐、晕厥等症状。

刮痧治疗

〔特效穴位〕任脉、厥阴俞至肾俞穴、血海至三阴交穴、心包经、百会、人中、风市、太冲。

〔操作顺序〕1. 刮百会和人中穴。2. 刮任脉：由膻中穴处沿前正中线经中脘刮至关元穴。3. 由厥阴俞穴处沿脊柱两侧向下，经膈俞、脾俞等穴刮至肾俞穴。4. 刮心包经：由郄门穴沿前臂前侧正中，刮至内关穴。5. 刮风市、太冲穴。6. 由血海穴沿下肢内侧，经阴陵泉、地机等穴刮至三阴交穴。

拔罐治疗

〔特效穴位〕百会、足三里、三阴交、脾俞、胃俞。

〔操作顺序〕对上述穴位行留罐法留罐 10 ～ 15 分钟，每日 1 次。

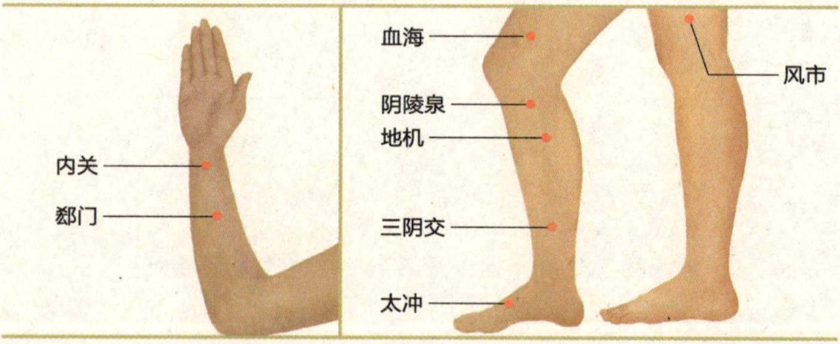

高血压

高血压病是以动脉血压增高为主的临床综合征。成人在安静状态下，血压在140/90mmHg或以上者，排除继发性高血压，并伴有头痛、头晕、头胀、耳鸣、心悸、失眠等症状，即可确诊为高血压病，本病后期可不同程度地导致心、脑、肾等器官的损害。

刮痧治疗

〔特效穴位〕督脉、膀胱经、胆经、曲池穴至合谷穴、人迎、足三里、内关。

〔操作顺序〕1. 刮督脉：由头顶部百会穴向头后刮至大椎穴。2. 刮膀胱经：由天柱穴刮至风门穴处。3. 胆经：由风池穴沿颈部刮至肩背部肩井穴，由风市穴刮至阳陵泉。4. 由曲池穴刮至合谷穴。5. 刮人迎、足三里、内关穴。6. 头痛、头晕者加刮太阳、印堂穴；心悸、失眠者加刮三阴交、神门穴；耳鸣者加刮翳风、太溪穴。

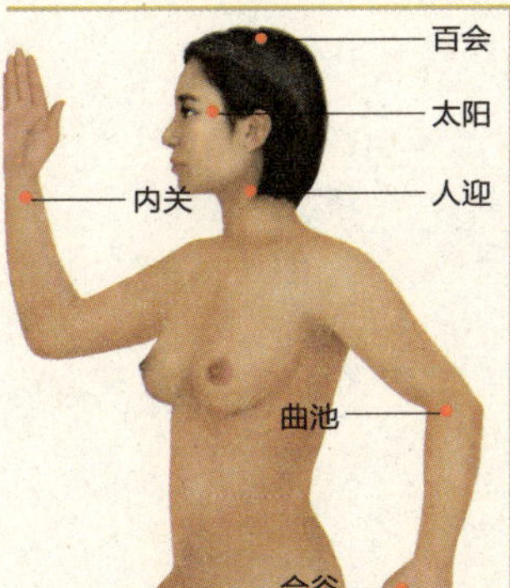

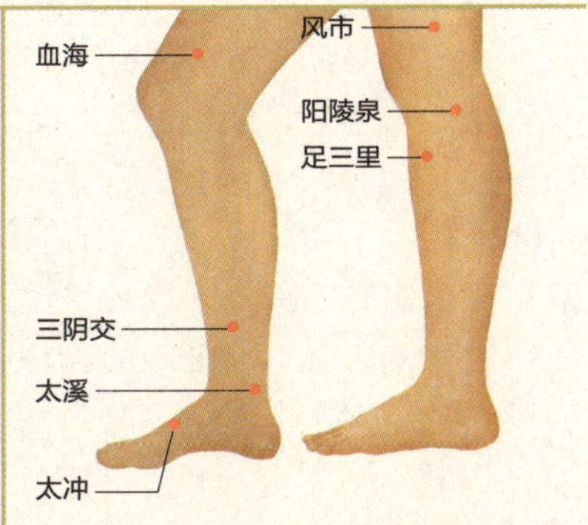

拔罐治疗

〔特效穴位〕大杼至膀胱俞、曲池、足三里、太溪、血海、太阳、阳陵泉、肝俞、肾俞、三阴交、太冲。

〔操作顺序〕1. 先刮背部大杼至膀胱俞。2. 肾精不足者加刮太溪和血海穴；肝火亢盛者加刮太阳、阳陵泉穴；阴虚阳亢者加刮肝俞、肾俞、三阴交和太冲穴。

慢性肾炎

慢性肾炎，又称慢性肾小球肾炎，是一组由多种原因引起的原发于肾小球的免疫性炎症性疾病。多见于青壮年男性。属中医学“水肿”、“淋证”、“虚劳”、“腰痛”等范畴。慢性肾炎初期的临床表现只有少量蛋白尿或镜下血尿及管型尿，以后可见水肿、高血压、蛋白尿，最后出现贫血、严重高血压、慢性肾功能不全或肾衰等。

刮痧治疗

〔特效穴位〕督脉、膀胱经、阴陵泉至太溪穴、任脉。

〔操作顺序〕1. 刮督脉：由脊中穴经命门、腰阳关等穴，刮至腰俞穴。2. 刮膀胱经：由脾俞穴沿脊柱两侧向下，经肾俞、志室、关元俞等穴，刮至次髎穴。3. 由阴陵泉穴处，沿小腿内侧经三阴交、复溜等穴，刮至太溪穴。4. 刮任脉：由中脘穴沿前正中线向下经水分、关元、气海等穴，刮至中极穴。

拔罐治疗

〔特效穴位〕志室、胃仓、京门、大横、天枢、气海、腰阳关、足三里、三阴交、第 11 ~ 12 胸椎棘突间、第 1 ~ 2 腰椎棘突间、第 17 胸椎下。

〔操作顺序〕1. 先在志室、胃仓、京门、大横穴行留罐疗法，留罐 10 ~ 15 分钟，每日 1 次。2. 在天枢、气海、腰阳关、足三里、三阴交、第 11 ~ 12 胸椎棘突间、第 1 ~ 2 腰椎棘突间、第 17 胸椎下行刺络拔罐法，留罐 10 ~ 15 分钟，每周 2 次。

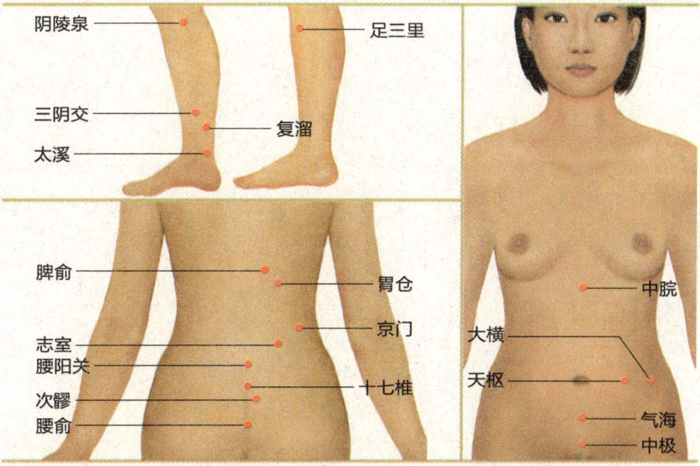

注意事项

1. 刮痧治疗的同时可配合中西药物综合治疗，肾功能不全患者，应避免使用有损肾功能的药物。2. 平时应注意控制钠盐摄入量，多吃低盐食物。

慢性肾盂肾炎

肾盂肾炎是两侧或一侧肾盂和肾实质受细菌（主要是大肠杆菌）侵袭而引起的感染性疾病，临床主要症状有发热、腰痛、排尿异常等，发展为慢性肾盂肾炎。发作时，主要表现为乏力、食欲不振、腰酸痛或间断出现尿频、尿急及尿痛等尿路刺激症状，但症状较轻，可伴有轻度发热及肾区叩击痛。

刮痧治疗

〔特效穴位〕督脉、脾俞穴至次髎穴、阴陵泉至太溪穴、任脉。

〔操作顺序〕1. 先刮督脉：由脊中穴向下经命门、腰阳关等穴，至腰俞穴。2. 由脾俞穴处沿脊柱两侧向下，经肾俞、志室、关元俞等穴，刮至次髎穴。3. 由阴陵泉穴沿小腿内侧经三阴交、复溜等穴，刮至太溪穴处。4. 刮任脉：由中脘穴处沿前正中线向下经水分、关元、气海等穴，刮至中极穴。

拔罐治疗

〔特效穴位〕肝俞、肾俞、志室、关元俞、气海、阳陵泉、三阳交、太溪。

〔操作顺序〕在以上穴位行留罐法，留罐时间 10 ～ 15 分钟，每日 1 次。

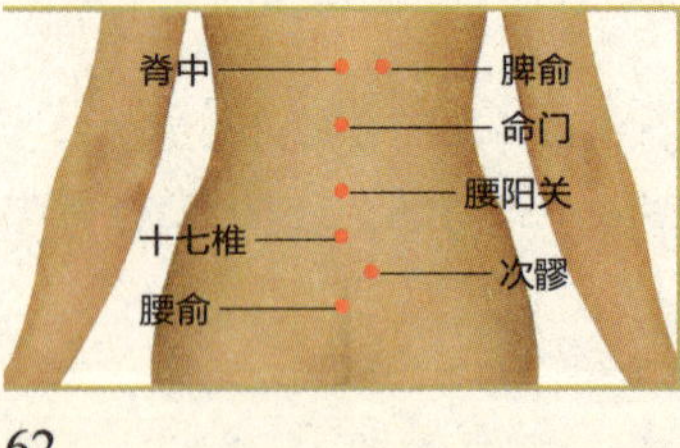

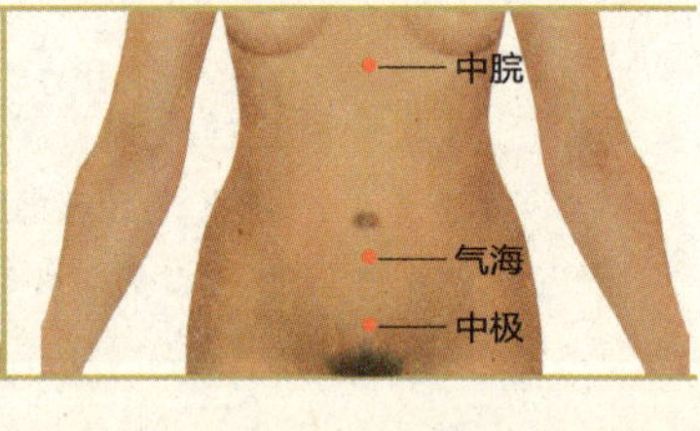

落枕

落枕是急性单纯性颈项强直、疼痛，活动受限的一种病症，表现为早晨起床后，突然一侧颈项强直，不能俯仰转侧，颈部肌肉痉挛、强直、酸胀疼痛，可触及条索状硬结。

刮痧治疗

〔特效穴位〕督脉、膀胱经、胆经、阳陵泉至悬钟穴、颈部阿是穴。

〔操作顺序〕1. 刮督脉：由风府穴沿脊柱正中向下经大椎，刮至陶道穴。2. 刮膀胱经：由天柱穴沿脊柱两侧向下经大杼、风门穴刮至肺俞穴。3. 刮胆经：由风池穴处沿颈项部向下刮至肩背部的肩井穴处。4. 刮颈部阿是穴。5. 由阳陵泉穴沿小腿外则刮至悬钟穴。

拔罐治疗

〔特效穴位〕颈部压痛敏感点（阿是穴）、风门、肩井。

〔操作顺序〕1. 先用力揉按阿是穴，行刺络拔罐法，以三棱针快速点刺 3 ~ 5 下后留罐，留罐时间 10 ~ 15 分钟。2. 在风门、肩井穴处留罐，留罐时间 10 ~ 15 分钟。

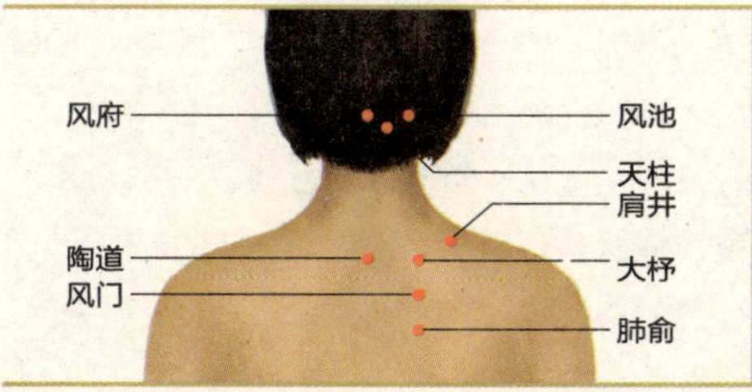

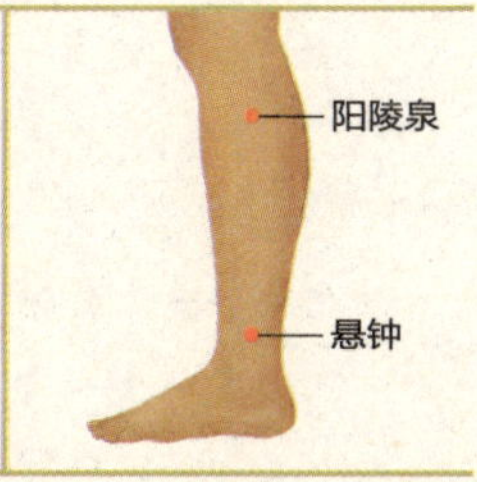

肩周炎

肩周炎俗称漏肩风、五十肩。是以肩关节疼痛和功能障碍为主要症状的常见病症。本病好发于50岁左右的中年人。现代医学认为，本病是肩关节周围的软组织等发生退行性病变，并有渗出与细胞浸润，继而纤维化和粘连所致。肩周炎的主要临床表现：肩部疼痛，疼痛早期呈阵发性，肩关节功能活动受限。常因天气变化及劳累而诱发。

刮痧治疗

〔**特效穴位**〕扶突穴至合谷穴、风池穴至天井穴、心包经、胃经、肩井、肩贞、天宗。

〔**操作顺序**〕1.由颈项部的扶突穴沿颈项部向肩臂部，经巨骨、肩髎、曲池、手三里等穴，刮至合谷穴。2.由颈部风池穴沿颈部向下，经肩背部的肩井、肩部的肩髎、臑会等穴，刮至肘后的天井穴。3.刮心包经由前胸部天池穴沿上肢前侧正中，经曲泽等穴至内关穴。4.刮胃经：由足三里穴处沿小腿外侧向下刮至条口穴。5.刮肩井、肩贞、天宗等穴。

注意事项

1.刮痧治疗肩周炎疗效较好，应按疗程要求坚持治疗。2.治疗的同时，病人应在医生的指导下积极进行肩部功能锻炼。注意肩部保暖，以防病情加重。3.肩周炎应注意预防，尤其要注意不要长时间坐在电脑前。

拔罐治疗

〔**特效穴位**〕阿是穴、天宗、阳陵泉、肩髎、肩井、肩贞。

〔**操作顺序**〕1. 先于阿是穴、天宗、肩髎、肩贞穴行刺络留罐法，留罐时间 10 ～ 15 分钟。2. 在阳陵泉穴行留罐法，留罐时间 10 ～ 15 分钟。

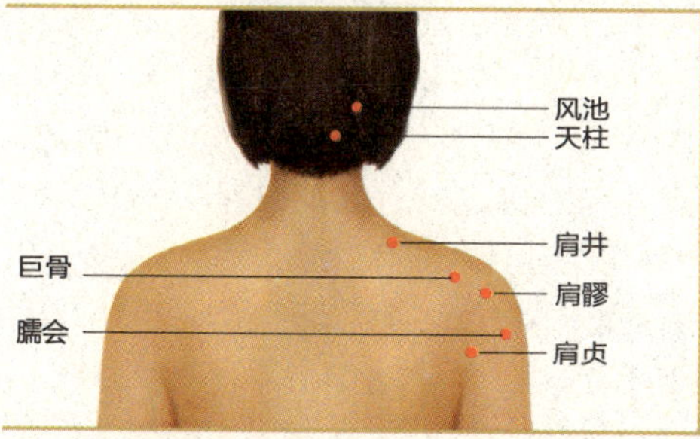

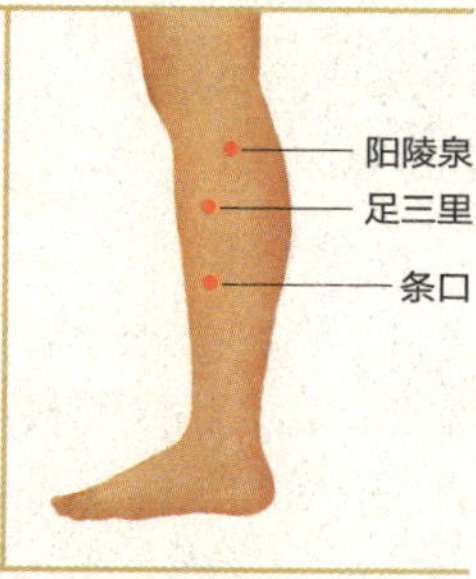

颈椎病

颈椎病是由于颈椎增生刺激或压迫颈神经根、颈部脊髓、椎动脉或交感神经而引起的综合症候群。症状轻者头部、颈部和肩臂麻木疼痛，重者可致肢体酸软无力，甚至大小便失禁、瘫痪。病变累及交感神经时则可出现头晕，头痛，视力模糊，双目发胀、发干，双目张不开，耳鸣，耳堵，平衡失调，心动过速，心慌。

刮痧治疗

〔**特效穴位**〕督脉、胆经、阳陵泉至绝骨、命门、肾俞、志室。

〔**操作顺序**〕1. 刮督脉：由风府穴沿脊柱正中向下经大椎，刮至身柱穴。2. 刮足少阳胆经：由风池穴处沿颈项部向下刮至肩背部肩井穴。3. 刮腰部命门、肾俞、志室等穴。4. 由阳陵泉穴处沿小腿外侧刮至绝骨。5. 伴头晕者，加刮百会穴和合谷穴；伴心慌者，加刮内关穴；肩臂麻木者，加刮扶突穴沿颈部、肩背部、上肢外侧，经肩髎、曲池、手三里等穴至合谷穴。

拔罐治疗

〔**特效穴位**〕阿是穴、大椎、大杼、风门、肩井、天宗、曲池。

〔**操作顺序**〕1. 在颈椎的两侧、斜方肌、肩胛骨内侧缘行走罐法，先轻吸 5 遍，再重吸 3 遍。隔日 1 次。2. 在阿是穴（疼痛点）和大椎穴处行刺络拔罐法。皮肤针局部叩刺至皮肤微出血。针后加火罐，留罐 15 分钟，3 ~ 5 天 1 次。3. 在大杼、风门、肩井、天宗、曲池穴处行竹罐法。将竹罐在煮沸的药水（药液制备：艾叶、杜仲、防风、麻黄、木瓜、川椒、穿山甲、土鳖虫、羌活、苍术、独活、苏木、红花、桃仁、透骨草、千年健、海桐皮各 10 克，乳香、没药各 5 克，布包加水煎煮）锅内煮 2 ~ 3 分钟，取出并甩净药水，然后迅速留罐于上述穴位，留罐时间为 10 ~ 15 分钟，每日 1 次或隔天 1 次。

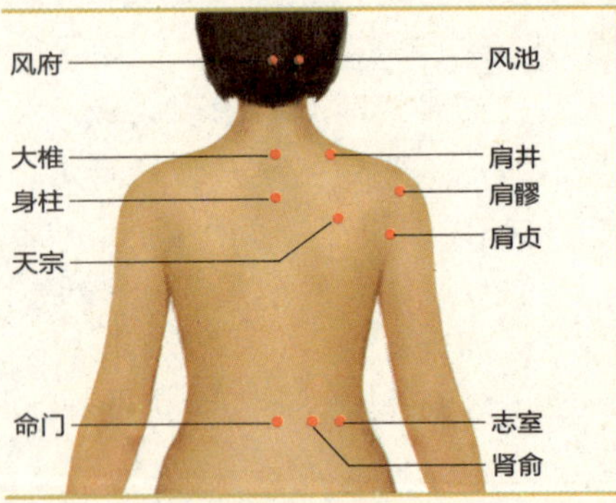

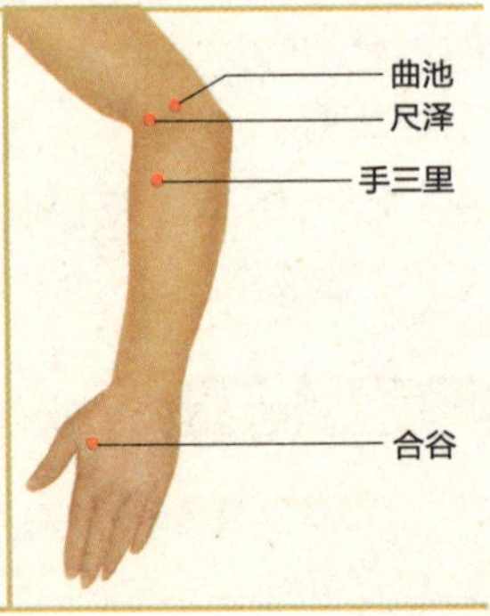

类风湿性关节炎

类风湿性关节炎是一种具有关节炎性变化及免疫系统异常的慢性全身性疾病。本病好发于青壮年，多见于女性。类风湿性关节炎起病缓慢，患者最初表现为关节疼痛、僵硬、肿胀及障碍。开始时可仅一二关节受累，以后发展为对称性多关节炎。由关节肿痛到运动障碍，最后病变关节变得僵硬、畸形、肌肉萎缩，关节功能丧失。

刮痧治疗

〔特效穴位〕督脉、膀胱经。

〔操作顺序〕1. 刮督脉：由风府穴沿脊柱正中向下经大椎、身柱、至阳、命门、腰阳关等穴，刮至腰俞穴。2. 由天柱穴处沿脊柱两侧向下经大杼、风门、膈俞、肝俞、关元俞等穴刮至次髎穴。3. 病变在上肢：由曲池穴沿前臂后外侧刮至商阳穴；由天井穴沿前臂后侧正中向下刮至指端；由曲泽穴沿前臂前侧正中刮至中冲穴。4. 病变在下肢：由梁丘穴沿下肢外侧刮至内庭穴；由委中穴沿下肢的后侧正中向下刮至小趾端；由阴陵泉、曲泉穴沿小腿内侧刮至隐白穴。

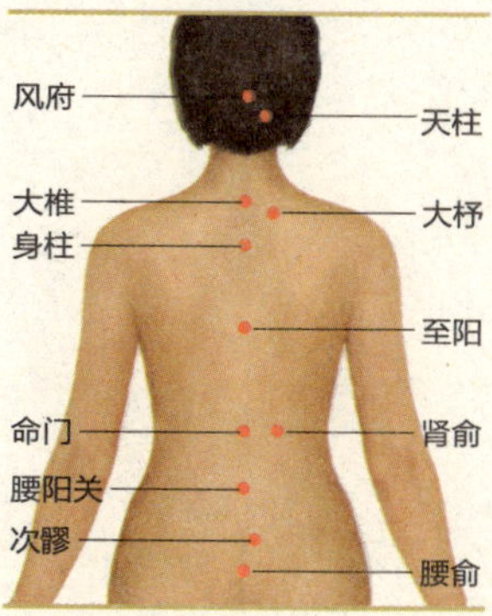

拔罐治疗

〔特效穴位〕督脉、膀胱经。

〔操作顺序〕1. 先在督脉及膀胱经行走罐法，至皮肤潮红，出现红色瘀点为止，每周 2 次。2. 掌指关节及近端指关节痛者，取二间、三间、液门、中渚、前谷、后溪。足趾关节肿痛者，取大都、行间、内庭穴。腕关节肿痛者，取阳溪、阳池、腕骨等穴。踝关节肿痛，取解溪、中封、丘墟、商丘、昆仑等穴，在以上这些穴位行留罐法。约 10 ~ 15 分钟。

足跟痛

足跟病是由急性或慢性损伤引起，以足跟着力部疼痛为主的病症。本病中、老年人多见，女多于男。本病可分为三类：1.跟后痛：主要有跟骨滑囊炎、跟腱止点撕裂伤、痹痛性跟痛症、跟骨骨骺炎等。2.跟下痛：如跖腱起点筋膜炎、跟骨下滑囊炎、跟骨脂肪垫炎、肾虚性跟痛症等。3.跟骨病：跟骨本身的疾病，如跟骨骨髓炎、骨结核、肿瘤等。

刮痧治疗

〔**特效穴位**〕肾经、膀胱经、胆经、解溪。

〔**操作顺序**〕1. 刮肾经：由三阴交穴沿小腿内侧，经复溜、太溪、大钟、照海等穴刮至足底部涌泉穴。2. 刮膀胱经：由承山穴沿小腿后经昆仑、仆参、申脉等穴，刮至金门穴。3. 刮胆经：由悬钟穴刮至丘墟穴。4. 刮解溪穴。

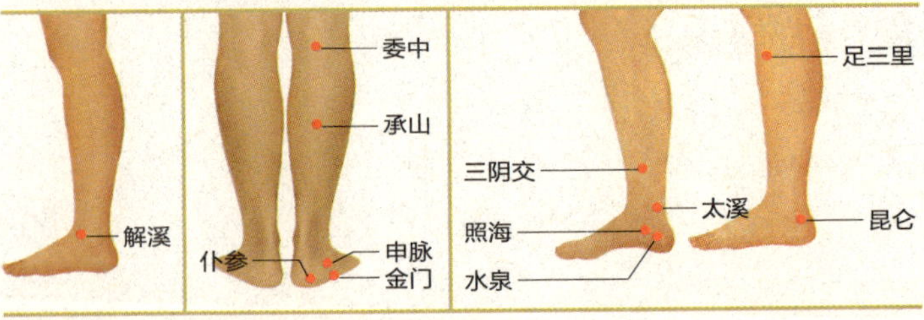

拔罐治疗

〔特效穴位〕承山、太溪、昆仑、水泉、照海、足三里、三阴交、阿是穴。

〔操作顺序〕1. 在阿是穴处行刺络留罐法，留罐时间为10～15分钟。2. 在承山、太溪、昆仑、水泉、照海、足三里、三阴交穴处行留罐法，留罐时间为10～15分钟，足三里穴灸法效果更好。

注意事项

1. 刮痧治疗足跟痛疗效较好，可按疗程坚持治疗，并可配合其他中西医治疗，以提高疗效。2. 疼痛较重时，不宜站立或行走，应多注意休息，以减少负重所致的疼痛。3. 平时宜穿软底鞋。

痛经

痛经，是指女性在经期或经期前后出现的小腹疼痛，甚则疼痛连及腰骶部，随月经周期而发作的病症。同时还会伴有恶心、手足冷等症状，严重影响日常生活和工作学习，发病者多为年轻女性。

刮痧治疗

〔特效穴位〕膈俞至次髎穴、任脉、督脉、血海至太溪穴。

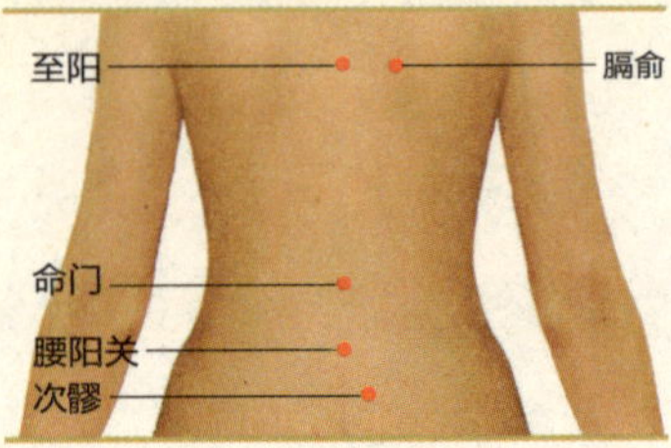

〔**操作顺序**〕1. 由膈俞穴经肝俞、脾俞、肾俞、志室、关元俞等穴，刮至次髎穴。2. 刮任脉：由中脘穴向下，经气海、关元、中极穴刮至曲骨穴。3. 刮督脉：由至阳穴向下，经命门、腰阳关等穴，刮至腰俞穴。4. 由血海穴向下经阴陵泉、曲泉、地机、三阴交等穴，刮至太溪穴。5. 实证用泻法；虚证加刮足三里穴，用补法；肝郁气滞者，加刮太冲；头晕、心悸者，加刮内关穴。

拔罐治疗

〔**特效穴位**〕三阴交、太溪、关元、中极。

〔**操作顺序**〕在以上穴位行留罐法，留罐 10 ~ 15 分钟，每日 1 ~ 2 次。

月经不调

月经不调，是指月经周期、经量、经色、经质等发生的病理变化，是妇科的一种常见病。按月经来潮的迟早和周期分为经早、经迟和经乱三种类型。经早指月经先期来潮，经迟指月经后期而至，经乱则指月经来潮先后不定。

刮痧治疗

〔**特效穴位**〕督脉、任脉、膈俞穴至次髎穴、血海穴至太溪穴。

〔**操作顺序**〕1. 刮督脉：由至阳穴沿脊柱向下，经命门、腰阳关等穴，刮至腰俞穴。2. 刮任脉：由中脘穴经气海、关元、中极等穴刮至曲骨穴。3. 由膈俞穴沿脊柱两侧经肝俞、脾俞、肾俞、志室、关元俞等穴，刮至次髎穴。4. 由血海穴处沿下肢内侧向下经阴陵泉、曲泉、地机、三阴交等穴，刮至太溪穴。

拔罐治疗

〔**特效穴位**〕肝俞、脾俞、肾俞、气海、三阴交。

〔**操作顺序**〕在以上穴位行留罐法，留罐 10 ～ 15 分钟，每日 1 ～ 2 次。

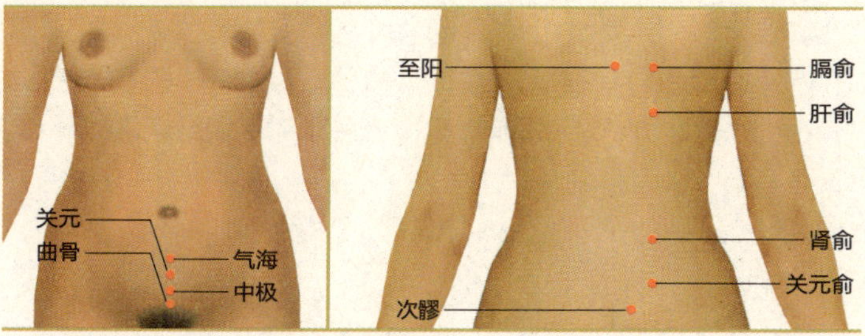

带下病

带下病是指女性阴道分泌物增多，连绵不断，色呈白色或浅黄色或混有血液，质地黏稠，如涕如脓，气味腥臭。带下病是妇科临床上一种常见病，常伴有头晕、四肢疲倦、心烦、口干、腰酸、小腹坠胀疼痛等。现代医学认为阴道炎、宫颈炎、盆腔炎等均可引起带下病。

刮痧治疗

〔特效穴位〕督脉、任脉、膈俞至次髎穴、血海至太溪穴、带脉。

〔操作顺序〕1. 先刮督脉：由至阳穴沿脊柱向下，经命门、腰阳关等穴，刮至腰俞穴。2. 刮任脉：由中脘穴经气海、关元、中极等穴，刮至曲骨穴。3. 由膈俞穴沿脊柱两侧，经肝俞、脾俞、肾俞、志室、关元俞等穴，刮至次髎穴，重刮次髎。4. 刮胁部带脉。5. 由血海穴沿下肢内侧向下，经阴陵泉、曲泉、地机、三阴交等穴，刮至太溪穴，重刮阴陵泉。

拔罐治疗

〔特效穴位〕脾俞、肾俞、三阴交、中极、关元、带脉、阴陵泉。

〔操作顺序〕在以上穴位行留罐法，留罐 10 ~ 15 分钟，每日 1 次或隔日 1 次，伴腰骶部疼痛者可找阿是穴行刺络拔罐法。

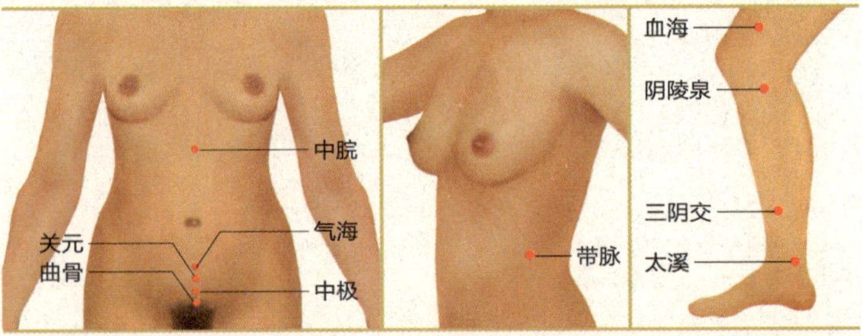

注意事项

平时应注意个人卫生，勤换内裤，注意经期卫生，保持外阴清洁，节制房事。

产后缺乳

产后缺乳是指产后乳汁分泌甚少，不能满足婴儿需要，也叫乳少。现代医学认为，产后缺乳与孕前、孕期乳腺发育不良，或分娩时出血过多，或授乳方法不正确，或过度疲劳，或恐惧、不愉快等因素有关。中医学认为导致缺乳的原因是气血虚弱和肝气郁滞。刮痧拔罐治疗产后缺乳效果较好，在治疗的同时应增进营养，多食猪蹄、鲫鱼汤等食物，定时做吸乳，建立吮吸反射。

刮痧治疗

〔特效穴位〕 厥阴俞至肾俞、任脉、少泽穴、乳根穴、足三里穴、太溪穴、太冲穴、期门穴、内关穴。

〔操作顺序〕 1. 由厥阴俞沿脊柱两侧，经膈俞、肝俞、脾俞、胃俞等穴刮至肾俞穴。2. 刮任脉由膻中穴沿前正中线向下经中脘、气海等穴，刮至关元穴，刮乳根穴。3. 刮少泽穴，可在少泽穴放痧。4. 足三里穴、太溪穴。5. 肝气郁滞者加刮太冲穴、期门穴和内关穴。

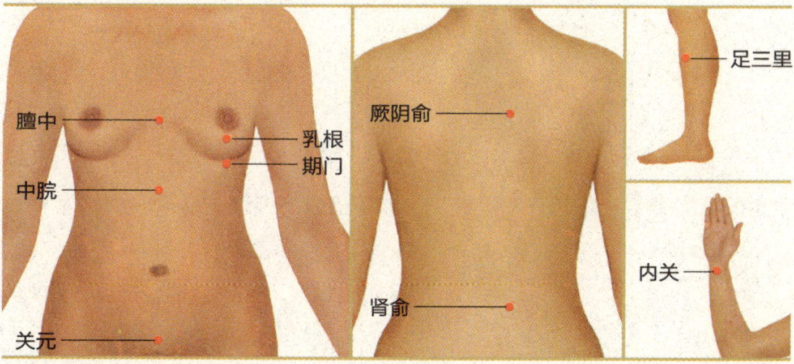

拔罐治疗

〔特效穴位〕是膻中、乳根、期门、足三里、乳晕的外下方。

〔操作顺序〕在以上穴位行留罐法，留罐 10 ～ 15 分钟，每日 1 次。拔火罐时有少量乳汁流入罐中，乳房硬结变软。

更年期综合征

更年期综合征，是指妇女于45～55岁之间，由于卵巢功能的退行性改变，月经逐渐停止来潮进入绝经期，所出现的一系列内分泌失调和自主神经功能紊乱症候。主要表现为经行紊乱、面部潮红、易出汗、烦躁易怒、精神疲倦、头晕耳鸣、心悸失眠等，可延续2～3年之久。引起本病的病因，主要是肾虚不能濡养和温煦其他脏器所致。

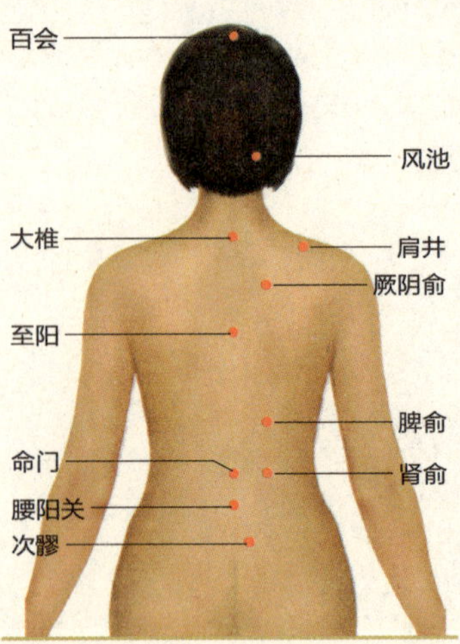

刮痧治疗

〔特效穴位〕由厥阴俞至次髎穴、督脉、任脉、由风池至肩井穴、期门（见 p33）、章门（见 p33）、内关（见 p35）、神门（见 p50）、通里（见 p80）。

〔操作顺序〕1. 从背部厥阴俞沿脊柱两侧经心俞（见 p28）、膈俞（见 p33）、肝俞（见 p33）、肾俞（见 p28）、关元俞（见 p71）等穴，刮至次髎穴。2. 刮督脉：由头顶部百会穴沿后中正线向下，经大椎、至阳、命门、腰阳关等穴，刮至腰俞穴（见 p61）。3. 刮任脉：由膻中穴（见 p28）沿前正中线向下，经中脘（见 p37）、气海（见 p37）等穴，刮至关元穴。4. 由风池穴沿颈部，刮至肩井穴。5. 肝阳上亢者，加刮期门穴；脾胃虚弱者，加刮章门穴；失眠、心烦者，加刮内关、神门、通里穴。

拔罐治疗

〔**特效穴位**〕膀胱经、督脉。

〔**操作顺序**〕在膀胱经和督脉行走罐法，至皮肤潮红，起痧，在肾俞、脾俞、心俞穴留罐 10 ~ 15 分钟。每日 1 次。

盆腔炎

盆腔炎是指盆腔内生殖器官及盆腔周围结缔组织、盆腔腹膜等发生的炎症病变。临床上分急性与慢性两种。盆腔炎多由分娩、产褥、流产、刮宫术消毒不严、经期不卫生等被细菌感染所引起，慢性多因急性炎症治疗不当迁延形成。盆腔炎属于中医学中的“热疝”、“痃瘕”、“带下”等范畴。主要临床表现为：低热、腰骶酸痛、怕冷，经期或劳累后加重，可反复发作。

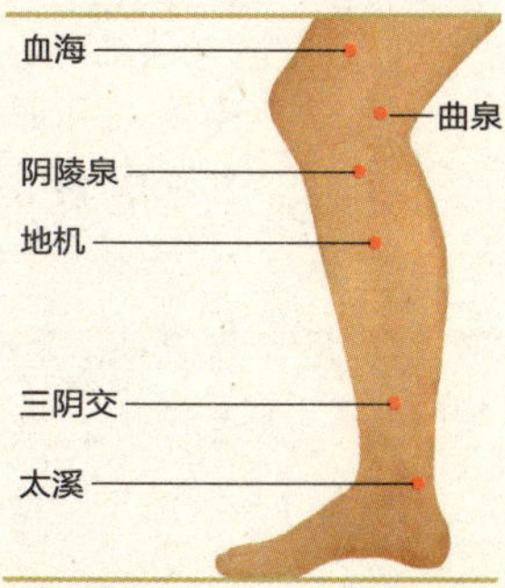

刮痧治疗

〔**特效穴位**〕膀胱经、督脉、任脉、由血海至太溪穴、带脉。

〔操作顺序〕1. 刮膀胱经：由脾俞经肾俞、志室、关元俞等穴，刮至次髎穴。2. 刮督脉：由至阳穴经命门、腰阳关等穴，刮至腰俞穴。3. 刮任脉：由气海穴经前正中线向下至关元穴。4. 由血海穴处沿下肢内侧向下经阴陵泉、曲泉、地机、三阴交等穴，刮至太溪穴。5. 刮带脉穴。

拔罐治疗

〔特效穴位〕关元、肾俞、三阴交、气海、腰眼、大椎、八髎。

〔操作顺序〕以上穴位中每次选用 2 ～ 3 穴位行刺络拔罐法，留罐 10 ～ 15 分钟。每日 1 次或隔日 1 次。

注意事项

要特别注意经期、产褥期及流产后的卫生，避免在此期间性交、盆浴等。

不孕症

不孕症是指女子婚后，夫妻同居3年以上，配偶健康，或曾孕育，但间隔3年以上未再受孕者。现代医学认为，不孕症主要是由于排卵障碍或不排卵、生殖道畸形或者功能不良、炎症等造成精子和卵子结合以及受精卵着床障碍。中医学认为，造成不孕的原因是肾虚、血虚、胞寒。

刮痧治疗

〔特效穴位〕由肝俞穴至关元俞、督脉、任脉、由维道穴至大赫穴、由血海穴至太冲穴、足三里。

〔操作顺序〕1. 由肝俞穴处沿脊柱两侧向下，经脾俞、肾俞、志室等穴，刮至关元俞。2. 刮督脉：由至阳穴沿脊柱向下，经命门、腰阳关等穴，刮至腰俞穴。3. 刮任脉：由中脘穴经前正中线下，经气海、关元、中极等穴，刮至曲骨穴。4. 由维道穴处向内下，经提托、子宫等穴，刮至大赫穴。5. 由血海穴处沿下肢内侧向下，经阴陵泉、曲泉、三阴交、太溪、照海等穴，刮至太冲穴。6. 刮足三里。虚证不孕用补法，实证不孕用泻法。

拔罐治疗

〔特效穴位〕膀胱经、督脉、血海、关元、大赫、三阴交、肾俞。

〔操作顺序〕1. 先在膀胱经和督脉行走罐法，至皮肤潮红起痧，在肾俞、肝俞、志室、八髎穴留罐 10 ~ 15 分钟。每日 1 次。2. 在血海、关元、大赫、三阴交穴行留罐法，留罐 10 ~ 15 分钟。每日 1 次。

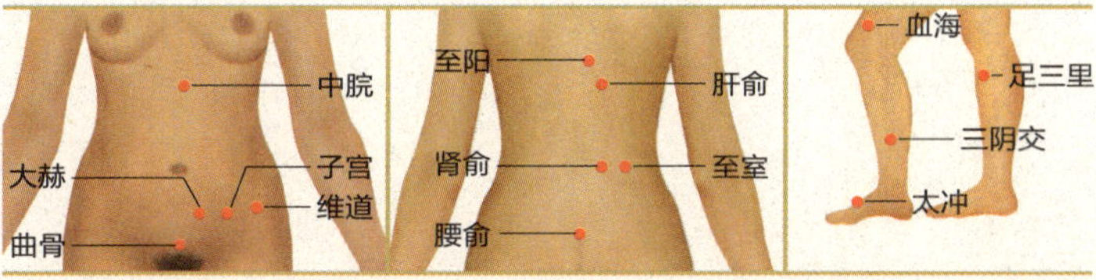

注意事项

注意学习和掌握生理知识，计算排卵期，增加受孕机会。

前列腺疾病

前列腺疾病包括急慢性前列腺炎及前列腺增生等，是男性泌尿生殖系统的常见疾病。急慢性前列腺炎多见于男性中壮年，前列腺增生症则多见于老年男性。前列腺疾病属中医学“淋病”、“精浊”、“癃闭”等范畴。急性前列腺炎的临床表现以发热、尿急、尿频、尿痛、腰骶部酸胀等症状为主。慢性前列腺炎主要表现为排尿后尿道、少腹、会阴、睾丸部有不适感，排尿终末时常有白色黏液状分泌物流出。前列腺增生症表现为尿频，排尿困难，有尿意不尽之感。

刮痧治疗

〔特效穴位〕督脉、任脉、心俞穴至次髎穴、阴陵泉穴至太溪穴。

〔操作顺序〕1. 刮督脉：由至阳穴沿脊柱向下，经命门、腰阳关等穴，刮至腰俞穴外。2. 刮任脉：由气海穴沿前正中线，经关元、中极等穴，刮至曲骨穴。3. 由心俞穴处侧向下，经肝俞、脾俞、肾俞、大肠俞、关元俞等穴，刮至次髎穴。4. 由膝部内侧阴陵泉穴沿小腿内侧向下，经三阴交、复溜等穴，刮至太溪穴。

注意事项

1. 刮痧拔罐治疗前列腺疾病的同时，可配合中西药物对症治疗。2. 养成良好的生活习惯，注意个人卫生，忌饮酒和辛辣肥甘食物，节制性生活，适当参加体育锻炼。

拔罐治疗

〔特效穴位〕八髎、关元、阳陵泉、三阴交。

〔操作顺序〕在以上穴位行留罐法，留罐 10 ~ 15 分钟，急性前列腺炎每日 1 次，慢性前列腺炎和前列腺增生隔日 1 次。

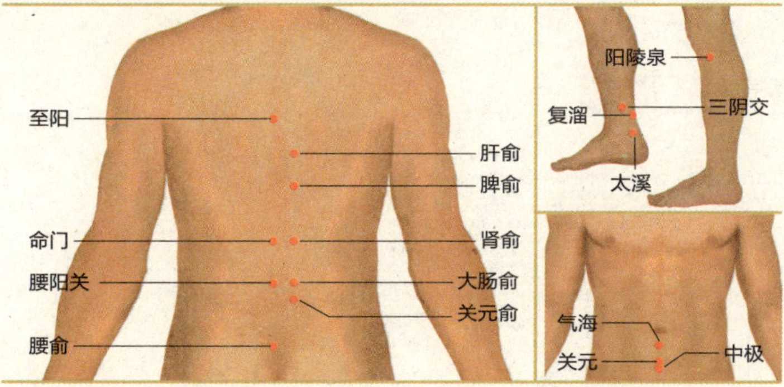

阳痿

阳痿，又称阴痿，是指男子未到性功能衰退时期，而出现阴茎不能勃起，或勃起不坚，不能进行正常性生活的一种病症。引起阳痿的原因很多：常由于早婚纵欲，或年少误犯手淫而伤肾气，或因惊恐伤肾，或长期饮酒，过量吸烟，或服用某些药物，如镇痛药、西咪替丁等所致。另外，少数器质性病变，如生殖器畸形及睾丸疾病等，也可引起阳痿。

刮痧治疗

〔特效穴位〕督脉、任脉、心经、肾经、心俞穴至次髎穴。

〔**操作顺序**〕1. 先刮督脉：由百会穴向下，经大椎、至阳、命门、腰阳关等穴，至腰俞穴。2. 由心俞穴沿膀胱经循行路线向下经肝俞、脾俞、肾俞、志室、关元俞等穴，刮至次髎穴。3. 刮任脉：由气海穴处经关元、中极等穴，刮至曲骨穴。4. 刮肾经：由三阴交穴沿小腿内侧向下，经复溜、太溪等穴，刮至涌泉穴。5. 刮心经：由少海穴沿前臂内侧经通里穴，刮至神门穴。

拔罐治疗

〔**特效穴位**〕中极穴至神阙穴、肾俞、命门、腰阳关、心俞、脾俞。

〔**操作顺序**〕1. 先在中极至神阙穴行走罐法。2. 在肾俞、命门、腰阳关、心俞、脾俞穴处行闪罐法，每日 1 次。

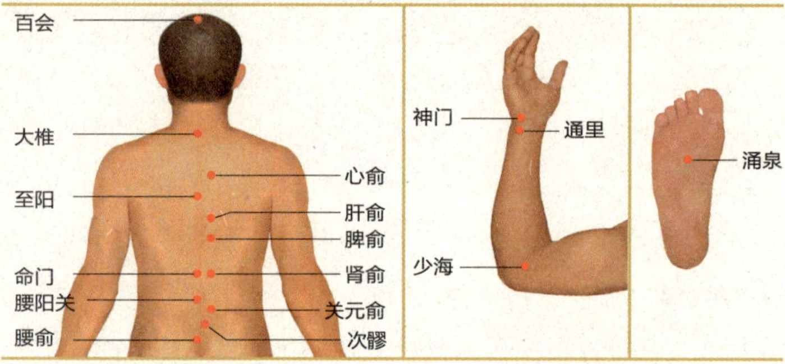

遗精

遗精分为梦遗和滑精。因梦而泄称梦遗，无梦而泄为滑精。一般成年未婚男子偶尔遗精，过后无其他症状者属生理现象，不需治疗。梦遗主要表现为睡眠不深，伴有梦境，有一夜数次，或数夜一次，或兼早泄。滑精主要表现为无梦而遗，甚则清醒时精液自行滑出。遗精多属功能性，在刮痧拔罐治疗时，应结合心理治疗，注意对病人进行精神调节，消除其紧张心理。

刮痧治疗

〔**特效穴位**〕督脉、由心俞至次髎穴、任脉、肾经、心经。

〔**操作顺序**〕1. 先刮督脉：由百会穴沿脊柱正中向下，经大椎、至阳、命门、腰阳关等穴，刮至腰俞穴。2. 由心俞穴沿脊柱两侧向下经肝俞、脾俞、肾俞、志室、关元俞等穴，刮至次髎穴。3. 刮任脉：由气海穴处经关元、中极等穴，刮至曲骨穴处。4. 刮肾经：由三阴交穴经复溜、太溪等穴，刮至涌泉穴。5. 刮心经：由少海穴经通里穴，刮至神门穴处。6. 遗精伴有心悸者，加刮内关穴；兼自汗者，加刮足三里穴。

拔罐治疗

〔**特效穴位**〕气海、关元、中极、大赫、肾俞、命门。

〔**操作顺序**〕在以上穴位留罐 10 ~ 15 分钟，隔日 1 次。

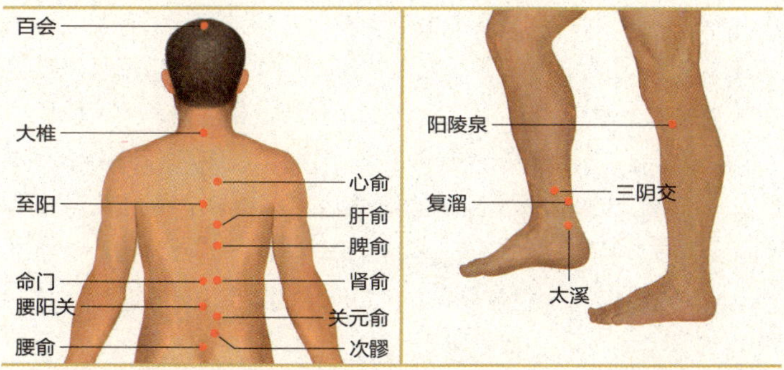

十大特效经穴 刮痧拔罐祛病法

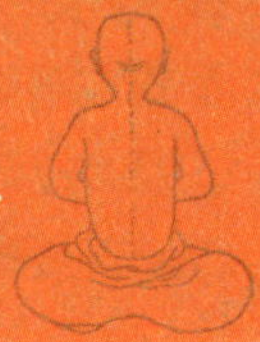

内关穴

▶调节诸病的关键要穴

内关穴是手厥阴心包经上的一个重要的穴位，它位于手臂的内侧，在腕横纹上3横指，掌长肌腱与桡侧腕屈肌腱之间。取穴时一手微握拳，另一手食、中、无名指三指相并于腕横纹上，即可找到位于两条肌腱间的内关穴。

●治疗胃病、心血管病的首选穴位

内关是治疗胃病的首选穴位，常用于治疗食欲不振、脘腹胀满，疼痛、嗳气吞酸、恶心、呕吐等疾病。同时内关穴还可以双向调节心率。现代研究表明，内关对心率具有双向调节的作用，心率快的，刺激内关可变慢；心率慢的，刺激内关可变快。在临床上，许多心血管科的医生也经常使用内关穴，它对治疗某些心脏病有立竿见影之效。有歌诀曰：人身有病，郁闷不乐，当开内关，前后心穴。可见，内关穴可以调节人的情志，使人心情愉快。

当感觉胃不舒服时，或者冠心病、心绞痛、心律失常发作时，或者心情不好时，可刮痧、拔罐内关穴，不仅能疏通经络、运行气血，使胃部疼痛缓解，而且还能迅速止痛或调整心律，并能够调节心情。

●缓解呃逆立竿见影的穴位

内关穴还是缓解呃逆的“速效药”。呃逆就是我们平常所说的“打嗝”。按中医针灸理论，穴位经络联系各脏腑，内关穴是手厥阴心包经上的穴位，心包经始于胸中，下行至横膈膜，所以有宽胸利膈的作用。因此，内关穴处刮痧、拔罐，可使气随经络至膈肌，从而解除膈肌痉挛，宽胸顺气，以达治疗呃逆的目的。无论什么原因引起的打嗝，都可以先用手指用力按压内关穴，然后再刮拭内关穴，会有立竿见影的效果。方法为：穴位消毒后，用闪火法在穴位上拔罐，留罐 10 ~ 15 分钟，一天 1 ~ 2 次。

内关穴

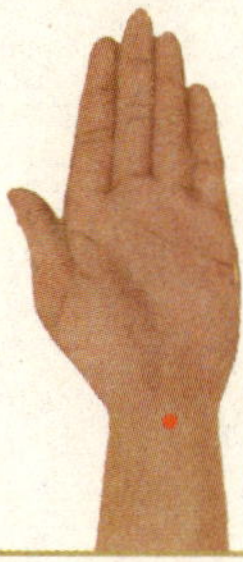

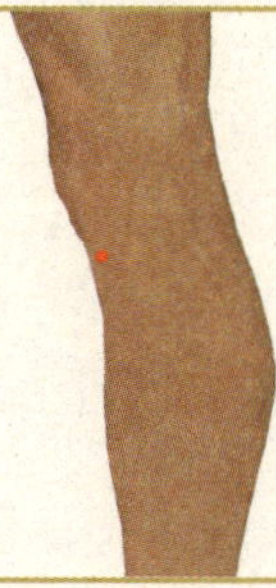

足三里

足三里

▶身体的长寿穴位

足三里可以说是人体所有穴位中最重要的一个穴位了，它是人体的保健要穴和长寿大穴。足三里穴是足阳明胃经的合穴，而足阳明胃经则是多气多血之脉，从头一直到脚，纵贯全身，主要分布于头面、胸腹部及下肢外侧的前缘。足三里穴位于外膝眼下3寸，距胫骨前嵴1横指的位置。

●增强免疫力的重要穴位

俗话说得好，“灸足三里，胜吃老母鸡”。现代研究也发现足三里穴对于多个器官系统的功能都具有双向的调整作用，能刺激骨髓造血机能，使红细胞、中性粒细胞、血小板增多，从而提高了机体的免疫力等，这充分说明了足三里具有调节机体功能的作用，具有很好的防病保健作用。此外，对心血管功能、胃肠蠕动和内分泌功能都有良性的促进作用。我国唐代的重要医籍《外台秘要》曾言道：“三里养先后天之气，灸三里可使元气不衰，故称长寿之灸。”日本民间曾掀起过足三里灸的保健热潮，日本三河之百姓满平家族一门长寿，也是得益于家传灸足三里穴的养生方法。从这一点看足三里更像老寿星的延寿仙丹。

由于足三里穴位于小腿外侧，此处的皮肤平坦，面积大，所以也是常用来拔罐和刮痧的穴位。经常在足三里穴刮痧和拔罐同样可以起到有效的保健作用。

●治疗腹部疾病的主要穴位

《四总穴歌》中说，“肚腹三里留”。意思就是所有的腹部的疾病，都可以通过足三里穴来调整和治疗。刮痧、拔罐足三里穴可以同时治疗便秘和泄泻，这正是因为足三里穴能够双向调节胃的蠕动、分泌。此外，它还可以治疗胃痛、呕吐、腹胀、肠鸣等其他消化系统疾病。是治疗胃肠疾病的重要穴位。这个穴位还是治疗瘫痪和痹证的主要穴位。

合谷穴

无所不能的综合医疗师

合谷又称虎口，为手阳明大肠经的原穴，是四总穴之一。其位置具体来说是：在手背，第1、2掌骨间，第2掌骨桡侧的中点处，也就是拇、食指合拢，在虎口肌肉的最高点。

取穴方便，适用范围广

合谷穴具有最为广泛的治疗范围，可以说全身的疾病它都可以治。据各针灸文献中记载，合谷穴可治疗的疾病多达90种以上。由于合谷穴作用显著，取穴方便，适应范围广泛，故成为被历代医家所重视的广谱良药。曾有个针灸医生因为凡治病必用合谷穴，而被称为“合谷大夫”。

口面部疾病的必取穴

《四总穴歌》中说，“面口合谷收”。意思就是说面部以及口部的毛病都可以找合谷治疗。所以凡是头面上的病，像头痛、牙痛、流鼻血、脖子痛、咽喉病以及其他五官疾病，均可通过对合谷穴刮痧和拔罐来治疗。治疗面瘫，合谷更是必取之穴。

“止痛良药”

痛则不通，所以痛大多是由于经络的不通畅引起的。对合谷穴刮痧和拔罐可以治疗多个部位的疼痛。胃经过下牙龈，所以下牙疼时可以通过对合谷穴拔罐来解决。合谷穴不仅可以治疗牙龈肿痛、头痛，以及咽喉类、扁桃体炎引起的咽喉肿痛，

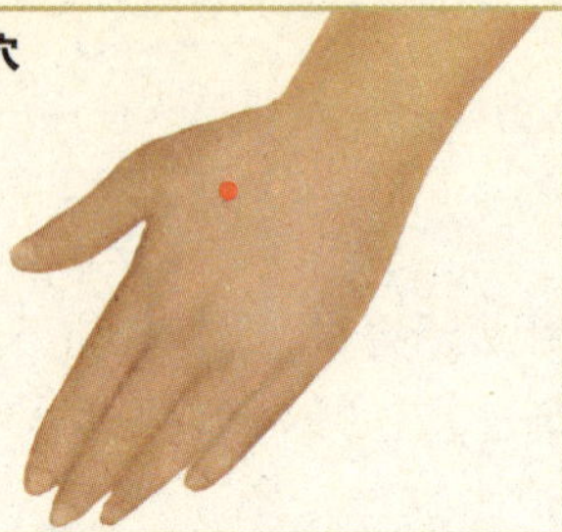

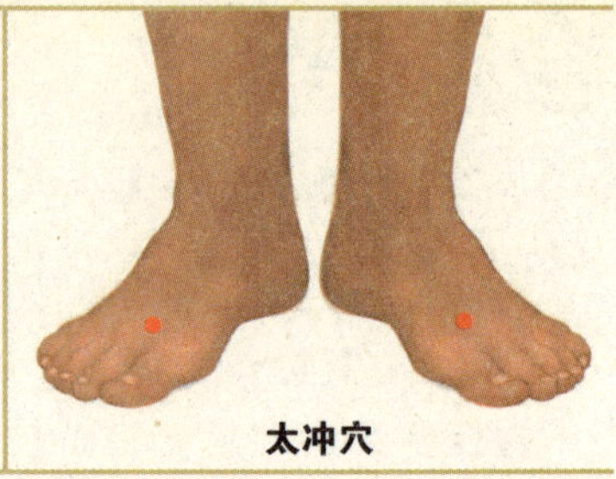

还因为手阳明大肠经过肩臂部，根据“经络所过，主治所及”，还可治疗手腕、上臂痛及肩背痛。此外，女性痛经也可以通过对合谷穴刮痧或拔罐来缓解。

●增强免疫力的重要穴位

合谷穴还有宣通气血、扶正祛邪之功效，可以增强人体免疫力。现代研究也表明刺激合谷穴对血细胞（白细胞、血小板）有双向调整作用，并可增强正常人白细胞吞噬能力。因此，经常对合谷穴刮痧、拔罐可以用来预防疾病。

太冲穴

▶保护健康之大穴

太冲穴位于足背侧的动脉处，以手指沿踇趾、次趾夹缝向上移压，压至能感觉到动脉应手处，即是太冲穴。古有太冲歌诀：“太冲足大趾，节后二寸中，动脉知生死……”也就是说，病人这个脉还跳动说明有生的希望，如果这个脉不跳了，生命也就快结束了。

●适用范围广

太冲穴位于肝经上，是肝经上的命门，对神经系统的疾病有一定的预防作用，经常对此穴刮拭或拔罐可防治高血压、头痛、头晕、失眠多梦等。不仅如此，刮拭或拔此穴还能防治咽喉疼痛、胃腹胀满、腹部疼痛、小腹疝气、急慢性惊风、寒湿脚痛、腰背疼痛、行步艰难、两目昏暗等症，且效果极佳。

●调节气血的重点穴位

平时当出现有气无力的症状时，可通过刮拭太冲穴来补足血气，以改善症状；当感到头昏脑涨时，可通过刮拭或拔此穴来降压爽气；当身体出现虚寒时，可通过刮拭或拔此穴来缓解虚寒；当处于发怒状态时，可通过刮拭或拔此穴来泻火入眠；当出现月经不调时，可通过刮拭此穴来调理，尤其是对肝气郁滞所致的痛经，通过刮或拔太冲穴可给心脏供血，可疏泄因情绪压抑、生闷气后产生的不适反应，有消除肝脏郁结的作用。

●太冲穴可用于预防肿瘤

癌症的发生多与人的情绪和个性有关，人在生气时会阻碍气血正常运行，使血液循环减缓，很容易在体内郁结成块，导致肿瘤形成，而太冲穴正好可以调节情绪，所以对太冲穴刮拭或者拔罐能够预防肿瘤的发生。

●也可用于治疗感冒

当发生感冒时，尤其是在感冒初起，有流涕、咽痛、周身不适等症状时，可通过刮拭或拔太冲穴来减轻感冒所致的不适，甚至可以使感冒痊愈。

涌泉穴

▶灌溉人体的第一源泉

涌泉穴位于足底部，屈足时前部凹陷处，足底二、三趾趾缝纹头与足跟连线的前1/3与后2/3交点上。涌泉穴是足少阴肾经上的一个重要穴位，肾经交接于心经，所以涌泉穴可以调节心气，具有开窍醒神、泻热苏厥之功。

●治疗癫痫的特效穴

癫痫是一种发作性神志失常的疾病。本病具有突然性、短暂性、反复发作的特点。发作时突然仆倒，昏不知人，四肢抽搐，或有鸣声，醒后神清如常人。发病原因多是先天遗传，常发于儿童时期。病人癫痫发作时脱去其鞋袜，对准左脚涌泉穴重力度刮拭三下，病人往往会大叫一声，随后马上就会醒过来。

●有利于治疗昏厥

由于多种原因引起的昏厥，例如产后失血过多，操劳过度，骤起骤立，或情志异常变动、剧烈疼痛引起的昏厥。都可以通过刮拭双足的涌泉穴来让患者苏醒。

●还有很多功用

涌泉穴相当于足底疗法的肾上腺反射区，刺激涌泉也就刺激了肾上腺激素的分泌。肾上腺激素与我们的心脑血管及血压关系密切，所以刺激这个穴位能引气血下行，用来治疗高血压、鼻出血、头目胀痛、哮喘等气血上逆的症状，刮痧、拔罐治疗效果更为显著。

三阴交

▶健脾益气、补肝滋肾的要穴

三阴交位于内踝上3寸，属足太阴脾经。因其为足太阴脾经、足少阴肾经、足厥阴肝经交会之处，三经属阴，故得名“三阴交”。类似交通枢纽，可以调节足三阴经的气血运行，同时补益肝脾肾三脏。所以本穴具有健脾益气、补肝滋肾、止血止痛等功效。

涌泉穴

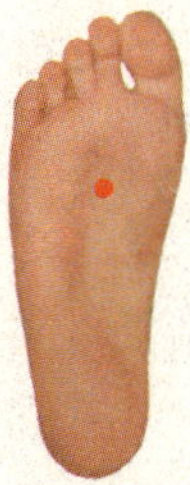

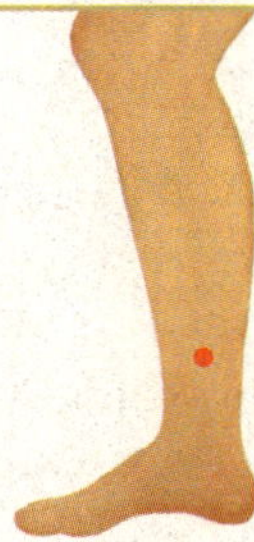

三阴交

●治疗女性疾病的重要穴位

中医认为“妇女以血为本”，血在女性的一生中占有十分重要的地位，另外，女性还有个明显的特点就是“情绪化”，而主管情志的是肝脏，因此肝脾肾三经与女性的关系最为密切，女性的很多疾病大都是因这三经出现了问题。常见的有月经不调、痛经、闭经、产后血晕、更年期综合征、功能性子宫出血等，通过对三阴交刮痧、拔罐会有很好的治疗效果。但是，对于怀孕的女性，对三阴交刮痧、拔罐有引发流产的危险。

● 调节阴阳平衡的重要穴位

中医认为“阴平阳秘，精神乃治”。也就是说人体的最佳状态就是保持体内阴阳的平衡，而三阴交就具有很好的双向调节作用。老年人阴液不足、习惯性便秘，这时候刮拭三阴交可以治疗久秘不通。另一方面，还因三阴交能健脾利湿兼调理肝脾，刮三阴交可治疗各种泄泻。三阴交为三阴经交会穴，刮三阴交使脑髓得充，精、气、神充，从而治疗嗜睡症。

后溪穴

▶让肩背更健康的要穴

后溪穴是手太阳小肠经的一个重要的穴位。微握拳，第五掌指关节后的远侧掌横纹头赤白肉际处取穴。后溪穴为五输穴中的“输”穴，《难经》说“输主体重节痛”，也就是说，后溪穴可以治疗各种肌肉骨骼疼痛。

● 治疗腰部疼痛的要穴

后溪穴是治疗急慢性腰痛、腰肌劳损、腰扭伤的特效穴，这是因为后溪属太阳经，太阳经脉布于腰间，且后溪穴通督脉，督脉过腰间。此时先用关节重按后溪穴，然后用指甲刮拭此穴，止痛效果相当明显，同时慢慢活动腰部关节，疼痛很快就能减轻。

● 治疗落枕的穴位

落枕时可以通过刮拭后溪穴来治疗。需要注意的是如果疼痛位于一侧颈部，那么要刮拭的是对侧的后溪穴，也就是健侧的后溪穴；如果疼痛位于中间，那么要刮拭两侧的后溪穴，刮拭的同时轻轻地活动颈项关节。

●还可以用于治疗肩周炎

后溪穴还可以治疗肩周炎。方法和治疗落枕是一样的，刮拭穴位的同时要轻轻地活动肩关节。肩周炎是上班族的常见病，如果作为上班族的你现在还没有出现肩周炎，也不可以掉以轻心，在上班的空闲，可以把双手后溪穴的这个部位放在桌子沿上，用腕关节带动双手，轻松地来回滚动，在滚动当中，它会有一种轻微的酸痛。

●后溪穴也可治疗盗汗

“汗为心之液”，而心与小肠相表里，故后溪穴可治疗盗汗，一般常取此穴配心经的阴郄穴。中医将出汗分为好多种，西医可能认为出汗不是病，但是确实有很多人苦于出汗太多。盗汗是中医汗症的一种，“盗”有偷盗的意思，形容该病每当人们入睡或刚一闭眼而将入睡之时，汗液像盗贼一样偷偷地泄出来。有盗汗苦恼的朋友们可以经常刮拭一下后溪穴。

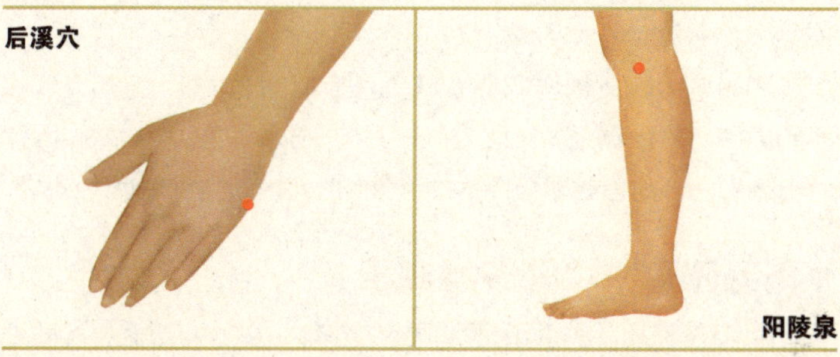

阳陵泉

▶调血通络解腹胀

阳陵泉是足少阳胆经上一个重要的穴位。下肢微屈，在腓骨小头前下凹陷中取穴。它是胆经上的合穴。阳陵泉又称为“筋会”，也就是说一切筋的毛病（如肩周炎、落枕、膝关节炎、腰扭伤等）都可以找阳陵泉来解决。

●促进胆汁的分泌

很多人饭后会腹胀，不知道是怎么回事。其实就是因为胆汁分泌不足，而对阳陵泉刮拭、拔罐就可以促进胆汁的分泌，使症状得到缓解。还有研究发现刺激阳陵泉对慢性胆囊炎及胆结石有一定的治疗作用。

●对阳陵泉穴拔罐可疏通经络

中风后由于肩胛带肌群痉挛，使肩关节软组织活动受压，很容易发生肩痛，常于中风后 2 ～ 3 个月内出现，影响生活质量。足少阳胆经循行过肩，上病下取，通过刮痧或者拔罐刺激阳陵泉穴能够调和气血、疏经通络、解除经筋瘀阻、缓解疼痛，提高中风患者的生活质量。

阳陵泉实际上相当于一味叫“逍遥丸”的方剂，逍遥丸能够舒肝健脾，养血调经，阳陵泉同样具有逍遥丸的治疗功效，因此对阳陵泉刮痧或者拔罐可以治疗女性由于气滞所导致的月经不调。

●刺激阳陵泉可缓解高血压

阳陵泉降压的作用也很明显。曾有人在刺激阳陵泉前后进行血压测量，发现刺激 5 分钟后血压有显著下降。所以高血压病人也可以常常刺激这个穴位(也可配合太冲穴)。研究还发现，刺激阳陵泉还可调整脑部的血流量，对急性缺血性中风患者也有一定的疗效。

足太阳膀胱经

▶“诊断”“治疗”都在行

足太阳膀胱经在体表的循行线，起于内眼角的睛明穴，上行过额至巅顶，行项后、大腿后外侧、小腿后侧至小趾外侧的至阴穴，共67穴，是人体最长、穴位最多的一条经脉。

足太阳膀胱经是人体最长的一条经脉，从上到下贯通整个人体，根据“经络所过，主治所及”的理论，膀胱经的主治范围就包括了从头到脚，包括颜面五官的病症，从这一点上看膀胱经应该是我们人体里治病范围最广的全能医生了。

●膀胱经上的背俞穴可以辅助诊断疾病

背部足太阳膀胱经第一侧线上，即后正中线（督脉）旁开 2 横指，这条线上分布着十二背俞穴，背俞穴是五脏六腑之气输注于腰背部的穴位，这些穴和脏腑本身的分布位置相应，是脏腑器官的反应点，背俞穴局部出现的各种异常反应，如敏感、压痛、结节、凹陷、出血点、丘疹及温度、电阻变化等，常被用来诊察相应的脏腑疾病。对膀胱经刮痧或者走罐时，如果在某个背腧穴出现了异常的痧象或罐象，同样可以根据这些痧象和罐象来诊断是哪个脏腑的疾病，并且可以通过痧象或者罐象的颜色特点判断疾病的轻重以及疾病的预后和转归。

督脉

▶能治百病的好医生

督脉总督一身之阳经，六条阳经都与督脉交会于大椎，督脉有调节阳经气血的作用，故称为“阳脉之海”。督脉起于少腹内，下出于会阴，向后行于脊柱内部，上达项后风府穴，进入脑内，上行巅项，沿前额下行至鼻柱。

●通过刺激督脉经穴可以调动人体自身的免疫力

靠打通任、督二脉调理全身之气血，促进全身气血循环，以保证身体的阴阳平衡。研究发现，人体背部有大量的免疫细胞平时处于休眠状态，经常刮拭、拔罐后背，可以激活这些免疫细胞的“苏醒”，从而提高人体免疫力。

●大椎穴是督脉上重要的解表退热穴位

大椎为“诸阳之会”，表属阳，所以大椎穴具有解表邪的作用，为退热要穴。对于各种急性传染性疾病所致的发热都有很好的退热作用，在大椎拔罐或刮痧对外感引起的热度高、病程短的患者，退热效果特别好。

●督脉命门穴是强肾的重要穴位

命门穴是督脉上另一个非常重要的穴位，它位于第二腰椎棘突下，与两侧肾俞穴相平。命门位于两肾之间，乃生命之门户，肾气为一身之本，据此命门穴有培元补肾之作用，为强壮保健穴之一。所以，对此穴位刮痧、拔罐具有强壮身体的作用。

● 督脉上还有很多重要穴位

督脉上还有一些非常重要的穴位，例如风府穴，无论是外风引起的疾病还是内风引起的疾病，它可以通治；上星穴是治疗五官疾病的要穴；水沟穴是重要的急救要穴。刮拭、拔罐相关穴位，对治疗相应的疾病十分有效。

在无疾病缠身的情况下，平时也可经常对督脉刮拭、拔罐，刺激督脉以调畅五脏六腑之经气为基础，疏通心肾经络为轴心，调畅身体阳气，激发人的自愈能力，达到保健、提高免疫力、治疗疾病的作用，是一种值得推广应用的全民保健疗法。

足太阳膀胱经

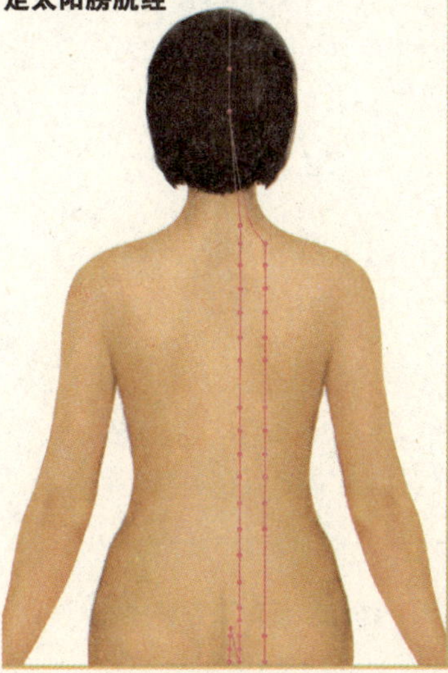

督脉

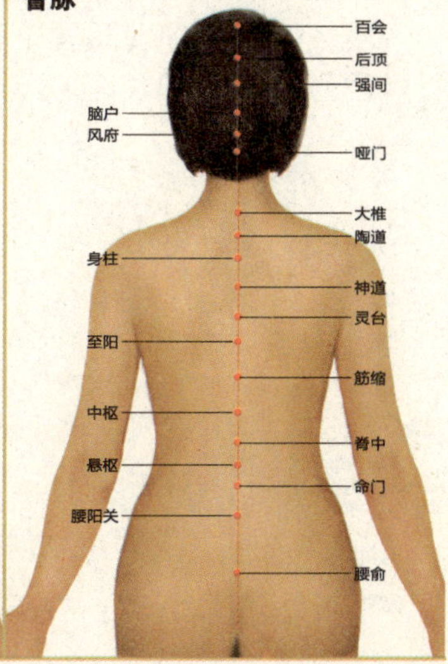

图书在版编目(CIP)数据

一学就会 刮痧、拔罐祛百病/杜琳编著.—太原：山西科学技术出版社，2015.5

(国医养生堂)

ISBN 978-7-5377-5091-2

Ⅰ.①一… Ⅱ.①杜… Ⅲ.①刮搓疗法②拔罐疗法 Ⅳ.①R24

中国版本图书馆CIP数据核字（2015）第071141号

国医养生堂 一学就会 刮痧、拔罐祛百病

出 版 人：张金柱　　文图编辑：冷寒风

作　　者：杜　琳　编著　　责任发行：阎文凯

出版策划：张金柱　　装帧设计：阮剑锋

责任编辑：阎文凯　　美术编辑：王道琴

出版发行：山西出版传媒集团·山西科学技术出版社

地址：太原市建设南路21号　邮编：030012

编辑部电话：0351-4922134　0351-4922145

发行电话：0351-4922121

经　　销：各地新华书店

印　　刷：北京京都六环印刷厂

网　　址：www.sxkxjscbs.com

微　　信：sxkjcbs

开　　本：889毫米×1194毫米　1/32　印张：3

字　　数：80千字

版　　次：2015年5月第1版

印　　次：2015年5月第1次印刷

书　　号：ISBN 978-7-5377-5091-2

定　　价：12.00元